Food 'n' Love

Ich ess' dann mal normal

Sich ohne Diät- und Ernährungszwänge besser fühlen

Moritz Warntjen

Bibliografische Informationen der Deutschen Nationalbibliothek: Die Deutsche Nationalbibliothek verzeichnet diese Publikation in der Deutschen Nationalbibliografie; detaillierte bibliografische Informationen sind im Internet über http://dnb.d-nb.de abrufbar.

Frauensteiner Straße 28,
65199 Wiesbaden
Kontakt: moritz.warntjen@food-n-love.de;
www.food-n-love.de
2. Auflage: Dezember 2014
Umschlaggestaltung: Dzubyan Marva Setiawan
Coverbild: Jiri Hera / Shutterstock
Lektorat & Textcoaching: Bettina Moll, Berlin, www.texttiger.de
ISBN: 978-1503399594

Dieses Buch gibt Empfehlungen für eine ganzheitlich orientierte Lebensweise. Es stellt keinen Ersatz für eine medizinische Beratung oder eine therapeutische bzw. ärztliche Behandlung dar. Wenn Sie medizinische Hilfe benötigen, so suchen Sie bitte einen qualifizierten Therapeuten oder Arzt auf.

Und noch ein Hinweis zur Form: Um das Lesen zu erleichtern, wurde hier meist auf eine Verwendung von weiblichen neben männlichen Schreibweisen verzichtet. Wenn Sie hier also an mancher Stelle nur die männliche Form eines Wortes vorfinden, so sind selbstverständlich Frauen wie Männer angesprochen.

„Der Hunger ist der beste Koch."
Bernhard Freidank (ca. 1180–1233)

INHALT

VORWORT

Liebe Leserinnen und Leser,
gleich vorab, damit es zu keinen Missverständnissen kommt: Sie halten hier kein Diätbuch in Ihren Händen. Wenn Sie sich also erhofft haben, durch das Lesen dieses Buches Tipps und Tricks zu erfahren, wie Sie möglichst schnell abnehmen und Ihren Körper nach einem bestimmten Idealbild formen können, muss ich Sie leider enttäuschen. Das Konzept von *Food 'n' Love* hat etwas ganz anderes zum Ziel: Als neue Ess- und Körperkultur setzt es sich ein für ein neues Lebensgefühl.

Also aufgepasst: Wenn Sie sich jetzt entscheiden, weiterzulesen und auf die Inhalte von *Food 'n' Love* einzulassen, könnte es passieren, dass das Ihr Leben nachhaltig verändert und Sie am Ende zufriedener und glücklicher sind als vorher. Denn dieser Ratgeber will Ihnen helfen, sich so zu ernähren, wie es Ihr Organismus wirklich braucht. Als Arbeitsbuch konzipiert räumt er auf mit falschen Annahmen in Bezug auf Gewichtsregulierung (Diäten) und vermeintlich gesunden Ernährungskonzepten. Er bietet am Ende jeden Kapitels kleine Übungen, damit Sie immer besser erkennen lernen, was wirklich gut für Sie ist: für Ihren Körper und Ihren Geist – und zuletzt für Ihr(en) Selbst(wert). Und darum habe ich mein ganzheitliches Konzept auch *Food 'n' Love* genannt. Es benennt zwei Dinge, die essenziell für unser Leben sind und es lebenswerter machen: gutes Essen und Liebe zu uns selbst (und anderen).

Nur ist vielen von uns in dieser von Schönheitsidealen und Diätwahn geprägten Gesellschaft die Lust am Essen leider (beinahe) schon vergangen. Entweder wir folgen bestimmten Ernährungs- bzw. Gesundheitsregeln und essen Dinge, die uns nicht wirklich schmecken, oder wir versagen uns den Genuss, weil wir Angst vor dem Schritt auf die Waage oder vor den Spiegel haben. Was, wenn es wieder nicht mit dem Normal-, Idealgewicht oder dem Gewichtsreduzierungsprogramm geklappt hat, wir ein schlechtes Gewissen haben müssen und uns selbst nicht mehr leiden mögen?

Es ist Ihnen sicher bereits klar geworden oder Sie ahnen es: Nahrungsaufnahme ist etwas Ganzheitliches und hat viel mit Emotionen und Gefühlen, der eigenen Wahrnehmung und Akzeptanz unseres Selbst sowie mit allgemein vorherrschenden Einstellungen in unserer Gesellschaft zu tun.

Die Frohe Botschaft ist: Mithilfe *dieses Buches* werden Sie sich schon bald *das* selbstbewusst zurückholen können, was Ihnen Ernährungspäpste, Modezeitschriften und Diätgurus versucht haben zu nehmen – die Lust am Genuss, die Freude an einem guten Essen, ein positives Selbstbild und Körpergefühl sowie das Vertrauen darauf, spüren zu können, was für Sie selbst und Ihren Körper gut ist. Und zu guter Letzt: die für ein zufriedenes, glückliches Leben so wichtige Portion Selbstsicherheit und Selbstliebe.

Statt mit Werten wie Body-Maß-Index oder aufwändigen Ernährungstabellen zu hantieren, werden wir uns auf den folgenden Seiten mit unserem ganz individuellen, natürlichen Gewicht beschäftigen und damit, wie wir es erreichen und halten können. Jetzt wollen Sie bestimmt wissen, was das ist: *Ihr ganz individuelles, natürliches Gewicht.* Das ist eigentlich ganz simpel: Es ist das Gewicht, welches Ihr Körper dauerhaft hat, wenn Sie ein Leben führen, welches Ihnen gefällt, Sie essen, wenn Sie Hunger haben, Sie wieder damit aufhören, wenn Sie satt sind, Sie das essen, was Ihnen wirklich schmeckt und Sie einen Sport treiben, der Ihnen auch wirklich Spaß macht.

Wie kann das aber sein, fragen Sie sich jetzt vielleicht, dass es da keine Regel gibt, die für alle gilt. Zum Beispiel nach der man das beste Gewicht für jede Person errechnen kann. Und wie kann das überhaupt zugehen, dass sich das sogenannte „natürliche Gewicht" an Bedürfnissen und Gelüsten der einzelnen Person festmacht und nicht an einem ausgewogenen, zu errechnenden Ernährungsplan, aufgeteilt in Kohlenhydrate, Eiweiße und Fette in Abhängigkeit von Alter, Tages- oder Jahreszeit? Ist das überhaupt gesund? Und wie komme ich als Autor überhaupt darauf?

Nun, jeder Mensch ist einzigartig und kann spüren, was für ihn persönlich richtig ist. Nur machen wir uns zu selten bewusst, *wie* einzigartig wir sind. Führen Sie sich vor Augen: Kein Mensch wie Sie hat jemals auf dieser Erde gelebt. Keiner hat dasselbe Erbgut, die gleichen Anlagen, keiner sieht aus wie Sie, besitzt denselben Körper, das gleiche soziale Umfeld, verfügt über die gleichen Erfahrungen, Bedürfnisse, Wünsche, Ängste und Sorgen und kann sagen, wie es in Ihnen aussieht und was Sie wirklich brauchen, um gut und glücklich leben zu können. Und genau deshalb müssen auch alle angeblich *für jedermann* geltenden Ratschläge, die besagen, wie wir am besten zu essen oder zu leben haben, scheitern. Selbst wenn sie oft gut gemeint sind. Denn nur Sie selbst wissen darüber wirklich Bescheid und sind dazu in der Lage, in Ihrem tiefsten Inneren zu spüren, was gut und gesund für Sie ist.

Hinsichtlich der Nahrungsaufnahme betrifft das vor allem Ihren Körper. Die Natur hat Sie nicht umsonst mit diesem wunderbaren Organismus ausgestattet, der Ihnen tagaus tagein, auf die eine oder andere Weise mitteilt, was Sie gerade benötigen, damit es Ihnen natürlicherweise gut geht. (Sie brauchen also gar keinen Ernährungsexperten, der Sie da berät.) *Ihr eigener Körper* zeigt Ihnen schon ganz alleine, ob Sie das Richtige gegessen haben oder nicht. Er äußert es entweder mit einem angenehmen körperlichen Wohlgefühl oder einem Unbehagen, vielleicht auch mit einem Bauchgrummeln. Das ist das Feedback, was Ihr Körper Ihnen gibt. Er belohnt Sie, wenn Sie auf ihn hören und ihm das geben, was er braucht, und er ermahnt Sie, wenn Sie auf seine Bedürfnisse keine Rücksicht genommen haben. (Das gilt übrigens für die Ernährung genauso wie für die Bewegung, die wir unserem Körper angedeihen lassen, und natürlich auch für unser Gemüt, aber dazu mehr in den nächsten Kapiteln.)

Wir haben Selbstkasteiung, Verbote oder Spezialisten, die uns vorgeben, was wir zu tun, zu essen oder wie wir auszusehen haben, folglich überhaupt nicht nötig. Fragen Sie sich einmal selbst, was für einen Sinn das macht, sich an Schönheitsidealen zu orientieren, die real nur für einen Anteil von 1 % der Bevölkerung erreichbar sind. Für solch ein utopisches Unterfangen opfert der eine oder andere doch tatsächlich sein positives Selbstbild, sein Selbstbewusstsein und seine ganze Lebensfreude. Was steckt aber dahinter? Es ist meist das Bedürfnis nach Anerkennung, von seinen Mitmenschen respektiert und geliebt zu werden. Die anderen, so glauben viele, werden mich bestimmt dafür bewundern, wenn ich endlich mein ersehntes Gewicht erreicht, tolle Muskeln bekommen und mir eine gute Figur antrainiert habe.

Wenn Sie sich in dem vorangehenden Satz wiedererkennen, vergessen Sie dabei eines nicht: Die Lebenszeit, die Sie für Ihr Bestreben nach einem scheinbar *so* perfekten Körper geopfert haben, bringt Ihnen keiner mehr zurück. Sie ist verloren, und nichts und niemand wird Sie dafür entschädigen. An was ich da gerade denke? Zum Beispiel an die Nachmittage, die Sie vielleicht für einen Sport reserviert haben, den Sie eigentlich gar nicht mögen und der Ihnen keinerlei Spaß macht. Mir kommen die Abende in den Sinn, welche für das Errechnen der Anteile von Kohlenhydraten, Eiweißen und Fetten Ihrer Nahrung draufgehen bzw. für das Einkaufen und zeitaufwändige Zubereiten von Essen nach streng festgelegten Ernährungs- und Diätplänen. Und was ist mit den kostbaren Stunden und Tagen, die Sie insgesamt mit Selbstzweifeln und Niedergeschlagenheit vor dem Spiegel und auf der Waage verbringen? All diese Zeit opfern sie einem unsinnigen Traumbild. Mit einem defizitorientierten Blick auf sich selbst wählen Sie statt der Lebensfreude den Schmerz. – Glauben Sie mir, ich habe selbst lange dafür gebraucht, zu verstehen, welcher Mechanismus dem Wahn, dem angeblich *so* idealen Ernährungs- bzw. Diätkonzept folgen zu müssen, zugrunde liegt.

Im folgenden Kapitel werde ich Ihnen erzählen, wie es dazu kam, dass ich mir eines Tages sagte: „Ich ess' dann mal normal!". Das Problem war nur, dass das einfacher gesagt als getan war, denn ich wusste nicht mehr, was „normal" essen eigentlich bedeutet. Ich werde Ihnen beschreiben, wie ich dennoch dahin kam, meine Waage zu verbannen, so das Gefühl für meinen Körper wiederentdeckte und ein neues Selbstbewusstsein erlangte. Bevor es aber damit losgeht, gibt es von meiner Seite noch ein paar Empfehlungen für Ihre Lektüre. Lesen Sie sich diese gut durch und sichern Sie sich so die Chance, maximal von Ihrem neuen Buch zu profitieren.

Tipps für einen optimalen Umgang mit diesem Buch:

1. Dieser Ratgeber ist ein Arbeitsbuch. Nutzen Sie es auch so, indem Sie sich während der Lektüre Notizen machen, wichtige Sätze markieren, diese später noch einmal durchlesen und immer wieder darüber nachdenken. Schaffen Sie sich dafür vielleicht ein besonders schönes Heft bzw. Lesetagebuch an. So können Sie auch zu einem späteren Zeitpunkt noch einmal nachschlagen, was Sie beschäftigt hat, und nachvollziehen, wie Sie die Lektüre auf dem Weg in ein zufriedeneres Leben vorangebracht hat.
2. Unterhalten Sie sich mit Ihrer Familie, Ihren Freunden, Bekannten und Kollegen über die Themen, die hier an-

gesprochen werden. Achten Sie genau darauf, wie sich das, was diese im Bezug darauf vertreten, für Sie anfühlt, und bilden Sie sich Ihre eigene Meinung dazu.

3. Nehmen Sie überhaupt ab sofort Ihre Umwelt bewusster wahr. Überprüfen Sie, ob Sie die in diesem Buch beschriebenen Situationen und Dinge in Ihrem Leben wiederentdecken. Wie fühlen Sie sich dabei? Denken Sie einmal darüber nach, wie Sie sich gerne fühlen würden, was das mit Ihrer Einstellung zu tun hat und wie Sie fortan anders handeln könnten.
4. Versuchen Sie sich einmal an den Übungen. Trauen Sie sich, und probieren Sie sie einfach mal aus. Sie können dabei viel über sich selbst, über andere und die sogenannte „öffentliche Meinung“ – den Mainstream – erfahren. Aus dem, was dabei am Ende herauskommt, müssen im Übrigen keine guten Vorsätze für Ihr weiteres Leben folgen. Das Einzige, was Sie sich vornehmen sollten, ist, die Übungen während eines bestimmten Zeitraums, den Sie vorher für sich festlegen, regelmäßig durchzuführen. Auf diese Weise ermöglichen Sie es sich, bewusst wahrzunehmen, wie es Ihnen bei der Ausführung geht, was die Schwierigkeiten dabei sind und ob Sie danach positive Veränderungen spüren. Bestenfalls machen Sie sich zu all diesen Punkten wieder kleine Notizen in Ihr Lesetagebuch. Und wenn bei den Übungen etwas dabei ist, was Sie mit in Ihr alltägliches Leben nehmen wollen, dann umso besser – aber ob und was, das sollen Sie ganz alleine entscheiden.
5. Zuletzt noch einmal das Credo von *Food 'n' Love* zur Erinnerung: Vergessen Sie niemals, dass Sie als Person einzigartig und nur Sie selbst wirklich dazu in der Lage sind, zu spüren, was für Ihren Körper, Ihren Geist und Ihr Leben gut und richtig ist. Respektieren und achten Sie sich. So, wie Sie sind, sind Sie richtig und liebenswert. Halten Sie sich dies stets vor Augen, und vergessen

Sie dabei außerdem nicht: Ihnen steht es zu, eine eigene Meinung zu haben und für sich selbst zu sorgen. Andere hingegen haben kein Recht dazu, Ihr Verhalten zu be- oder verurteilen, solange Sie keinem anderen Menschen damit schaden.

Wie alles anfing

Als ein guter Freund von mir und seine Lebensgefährtin vor einiger Zeit ihr erstes Kind erwarteten, suchten sie noch vor der Geburt eine größere Wohnung, um für ihren Nachwuchs ein hübsches Kinderzimmer einrichten zu können. Etwa zur gleichen Zeit begann auch ihre Recherche nach einem geeigneten Kinderwagen. Sie beschäftigten sich mit den Vor- und Nachteilen der unterschiedlichsten Modelle und wählten schließlich den passenden aus. Aber die Vorbereitungen, die die werdenden Eltern zu treffen hatten, waren noch lange nicht abgeschlossen. Es tauchten immer neue Fragen auf, die es zu klären galt: Welche Farbe sollten die Wände des Kinderzimmers haben? Wo konnte man eine gute und noch freie Hebamme finden? Welchen Vorbereitungskurs sollte man besuchen? Und wo sollte das Kind überhaupt zur Welt kommen? Im Krankenhaus, im Geburtshaus oder Zuhause? Für sie war alles neu und aufregend, vieles veränderte sich, und so auch die Vorlieben der werdenden Mutter für bestimmtes Essen.

Erst vor ein paar Wochen berichtete mir mein Freund von den seit Kurzem plötzlich auftretenden Essgelüsten seiner Frau. Bei einem Bier in unserer Lieblingskneipe um die Ecke vertraute er mir an, dass er mehr als erstaunt darüber sei, was bei ihr da gerade passierte. Natürlich, so sagte er, habe er schon häufig davon gehört, dass schwangere Frauen nicht selten einen regelrechten Heißhunger auf ganz bestimmte, oft auch kuriose Sachen bekommen könnten. Aber die Intensität, mit der dies bei ihr letztendlich auftrat, hatte ihn dann doch überrascht. Beispielsweise habe sie eines Nachts das schier unstillbare Bedürfnis verspürt, kleine eingelegte Silberzwiebeln essen zu müssen. Das Verlangen nach den sauren Zwiebelchen war sogar so stark gewesen, dass nichts, aber auch gar nichts anderes sie zufriedengestellt hätte. Das war für ihn höchst merkwürdig gewesen, weil seine Frau nie zuvor von dieser großen Vorliebe für eingelegte Silberzwiebeln gesprochen hatte. Sicherlich hatte sie ab und an einmal welche gegessen, zum Beispiel wenn sie bei einem Kalten Buffet oder Raclette angeboten wurden, aber niemals war mitten in der Nacht der Drang über sie gekommen, ein ganzes Glas davon auffuttern zu müssen. „Warum aber gerade jetzt, während sie schwanger war?“, fragten wir uns.

Wie entsteht Heißhunger auf ganz bestimmte Lebensmittel?

Klar, sie erwartete ein Kind, und bei Schwangeren ist das eben so – das ist bekannt. Aber warum? Sie hatte sich ja wahrscheinlich nicht bewusst mit ihrem Verstand dazu entschieden, um 3 Uhr nachts Silberzwiebeln zu essen, weil dies vernünftig, gesund und empfehlenswert für eine werdende Mutter ist. Frei nach dem Motto: „Ach, super, es ist 3 Uhr nachts, nehme ich doch mal einen kleinen kalorienarmen Snack aus fettfreien, delikaten Zwiebelchen zu mir. Das ist jetzt genau das, was ich und das Baby brauchen.“

Nein, es war weder eine Kopf- noch eine Bauchentscheidung gewesen, weswegen sie sich für den Zwiebel-nach-Mitternachts-Snack entschied. Es war anders: Sie wurde dazu gezwungen! Und zwar von Ihrem Körper, der sie dazu brachte, die Dinger in sich hineinzustopfen, so, als wäre sie nahe daran, zu verhungern. Darum machte es sie in der ersten Nacht auch fast wahnsinnig, als ihr Freund ihr erklärte, dass nicht einmal Tankstellen um diese Uhrzeit Silberzwiebeln verkaufen würden.

Um weiteren Zwischenfällen dieser Art vorzubeugen, sorgte mein Freund fortan vor und deponierte immer ein neues

Glas im Haus, sobald das alte leer war. Und nach sechs weiteren Wochen wurde schließlich das dringende Bedürfnis nach Silberzwiebeln durch den Heißhunger auf selbst gekochten, frischen Grießbrei mit Zimt und Zucker abgelöst.

Die Frage aber bleibt: Warum war das so? Und weshalb erzähle ich Ihnen überhaupt davon? Die Antwort ist relativ einfach: Ich möchte Ihnen ein Beispiel dafür geben, dass der Körper eines jeden Menschen eigentlich ganz genau weiß, was er in der einen oder anderen Lebenssituation braucht, damit es der jeweiligen Person gut geht. (Bei unserem Beispiel schließt dies natürlich das Baby im Bauch mit ein.)

Zugegebenermaßen hat es mich aber auch als Biologe interessiert, zu erfahren, warum ein solcher Heißhunger auf bestimmte Lebensmittel so zuverlässig und regelmäßig bei Schwangeren auftritt. Der Wunsch, auf diese Frage eine Antwort zu finden, hat mich dann im Endeffekt auch veranlasst, das menschliche Essverhalten genauer zu erforschen.

Bei meinen Recherchen stieß ich häufig auf die Erklärung, dass für diesen ganz besonderen Heißhunger die hormonalen Umstellungen im Körper von Schwangeren verantwortlich seien. Manche Studien behaupteten sogar, dass er gerade bei sehr dünnen Frauen zu beobachten sei, bei anderen war es wiederum anders. Auf der Suche nach einer einleuchtenden Antwort begegneten mir die unterschiedlichsten Erklärungsansätze und wissenschaftlichen Thesen. Ich stellte fest, dass niemand wirklich sicher schien, was da genau bei werdenden Müttern passiert. Also fragte ich auch meinen Vater, der Gynäkologe ist, wie er die Sache mit den Schwangerschaftsgelüsten sehe, und er antwortete mir: „Nun, ich erkläre mir das so: Der Körper einer Schwangeren weiß einfach genau, was er braucht. Wenn die Schwangere nachts aufwacht und plötzlich einen unbändigen Heißhunger auf etwas Bestimmtes verspürt, dann ist es aller Wahrscheinlichkeit nach das, was ihr Körper oder das Baby gerade dringend braucht. Es ist also weniger so, dass sie das bewusst und direkt wahrnimmt, sondern eher, dass sie indirekt durch ihre Körperreaktionen (Übelkeit, Schwindel, Zittern, Hunger oder Durst etc.) dazu gezwungen wird, ihrem Körper bestimmte Nahrungsmittel zuzuführen. So sorgt ihr Organismus dafür, dass sie als werdende Mutter mit ihrem Kind stets mit den lebenswichtigen Nährstoffen versorgt und möglichen Ernährungsdefiziten vorgebeugt wird."

Seine Antwort faszinierte mich. Ich fand sie sogar derart interessant, dass mich daraufhin noch eine Menge weiterer Fragen beschäftigten, vor allem diese beiden: Wenn der Körper einer Schwangeren weiß, was er braucht, und das der werdenden Mutter durch physische Reaktionen deutlich macht, ist das dann nur während der Schwangerschaft so? Oder besitzt der menschliche Körper dieses Wissen und die Funktion auf Mängel hinzuweisen per se, und wir haben nur generell nicht ein so empfindsames Gespür dafür wie schwangere Frauen? Je mehr ich über eine Antwort auf diese letzte Frage nachdachte, desto plausibler erschien es mir, so zu sein. Denn wie wahrscheinlich war es wohl, dass schwangere Frauen ab dem Zeitpunkt ihrer Entbindung diese physische Eigenschaft wieder verloren, und ihr Körper wieder vergaß, was für den Menschen gut und gesund ist.

Die Antwort auf meine Ausgangsfrage war demnach geklärt: Während einer Schwangerschaft entwickeln Frauen einfach wieder einen natürlichen Sinn dafür, auf die Stimme ihres Körpers zu hören, damit es ihrem Baby im Bauch gut geht, und das lässt nach der Geburt des Kindes dann wieder nach.

Kann es sein, dass mein Körper ganz genau weiß, was er braucht? Nur ich habe es verlernt, auf ihn zu hören?

Jeder von uns – ob Mann oder Frau – muss also naturgegeben ein solches „physisches Wissen" besitzen, schlussfolgerte ich. Es muss in etwa wie bei den Tieren sein, sie benötigen ja auch keine Ernährungsratgeber oder Empfehlungen der Deutschen

Gesellschaft für Ernährung, um ihr Überleben zu sichern. Ihr Körper spricht mit ihnen, und sie wissen instinktiv, welche Nahrung sie wann und wie oft zu sich nehmen müssen. Bei uns Menschen wird es nicht anders sein. Um zu erfahren, was ich am besten esse oder trinke, damit es mir rundum gut geht, ich mich fit und gesund fühle, muss ich nur wieder lernen, auf die Botschaften meines Körpers zu hören. Er teilt mir direkt mit, was er braucht.

Diese Einsicht schlug bei mir wie ein Blitz ein und hat seither mein Leben nachhaltig verändert. Mit einem Mal war mir klar geworden, dass ich jahrelang einem Irrtum aufgesessen war ...

Irgendwann hatte ich damals damit angefangen, meinem Körper und seinen Signalen zu misstrauen, weil ich annahm, dass er mich sowieso nur dazu verführen wollte, ungesunde Sachen in mich hineinzustopfen. Deshalb hatte ich auch beschlossen, was meine Ernährung betraf, nicht mehr auf meinen Körper zu hören und mich mehr auf meinen Verstand zu verlassen. Als Molekularbiologe bin ich ein überzeugter Verfechter naturwissenschaftlicher Prinzipien. Aus diesem Grund war es zu diesem Zeitpunkt für mich auch naheliegend, dass ich mein Essen und Trinken nur den neuesten ernährungswissenschaftlichen Erkenntnissen anpassen müsste, um fortan meine ungesunden körperlichen Esstriebe zu überlisten.

Durch mein Studium sowie meine Arbeit an einem Uniklinikum war es für mich ein Leichtes, an aktuelle Studien und Ernährungsrichtlinien heranzukommen und mein Fachwissen diesbezüglich immer auf den neuesten Stand zu bringen. Ich lernte unseren menschlichen Körper mit seinen faszinierenden und unglaublich intelligenten Mechanismen tiefergehend kennen und forschte zu Darmerkrankungen, indem ich die komplizierten Interaktionen zwischen der aufgenommenen Nahrung im Darm und der dort befindlichen Schleimhaut untersuchte. Meine Ernährung passte ich fortan immer den aktuellsten ernährungswissenschaftlichen Erkenntnissen an.

Das Ganze ging über zehn Jahre. Jeden Tag habe ich mich mehrmals gewogen und die Ergebnisse in eine Liste eingetragen. Zusätzlich habe ich wöchentlich meinen Körperfettgehalt bestimmt, den Umfang bestimmter Körperpartien gemessen, meine Schritte gezählt, die täglich gelaufenen Höhenmeter notiert, die Dauer und Rhythmik meines Schlafes aufgezeichnet. Und ... ich habe dabei zugenommen.

Ich spürte mit der Zeit, dass irgendetwas nicht stimmte und an meiner Strategie nicht aufging. Ich musste also dringend gegensteuern. Bald fühlte ich mich zu dick und beschloss, eine Diät zu machen. Nur: Bei einer Diät blieb es nicht. Viele weitere sollten folgen und immer noch blieb ich davon überzeugt, die ganze Ernährungssache noch im Griff zu haben. Zuletzt dachte ich sogar, dass ich nur ein eigenes Diätkonzept entwerfen müsste, um mein ursprüngliches Gewicht wieder zu erreichen.

Und in der Tat: Mit der von mir entwickelten Methode sollte ich zunächst Erfolg haben. Innerhalb kürzester Zeit nahm ich ganze 15 Kilo ab. Die Reaktionen meiner Freunde waren überwältigend. Man machte mir Komplimente, und selbst entfernte Bekannte fragten mich, ob ich abgenommen hätte. Das tat im ersten Moment zwar gut – ich fühlte mich attraktiv und glaubte, meinen Körper wieder unter Kontrolle zu haben –, aber im nächsten Moment spürte ich auch, dass ich traurig wurde und mit der Zeit meine Niedergeschlagenheit wuchs. Es schien, als habe sich ein grauer Schleier über meine Gedanken und Gefühle gelegt. Also entschied ich, meine so erfolgreiche Diät wieder zu beenden und wieder so zu essen, wie ich es zuvor gewohnt gewesen war. Aber es passierte das Gleiche wie vorher auch schon bei meinen unterschiedlichen Ernährungsexperimenten: Mein Gewicht stieg wieder und weiter an.

Als ich erkannte, dass ich mit jedem Diätzyklus immer mehr zugenommen hatte und gleichzeitig meine Lebensqualität immer mehr gesunken war, fragte ich mich, wie es nun weitergehen sollte. Mir fehlte die Kraft, weitere Diäten auszuprobieren. Ich wusste, sie würden nur damit enden, dass ich mich immer schlechter fühlen und wahrscheinlich auch weiter zunehmen würde. Ich war frustriert, ermüdet, verwirrt und beschämt wegen all der Misserfolge, die ich hinter mir hatte. Da nahm ich mir vor, einfach wieder „normal" zu essen, so wie früher, als ich nicht zugenommen hatte. Ich dachte, dadurch müsste ich doch mein Wunschgewicht wieder erreichen und dieses auch dauerhaft halten können.

Der Beschluss war gefasst, und mit meinem Vorhaben, wieder „normal" essen zu wollen, kam mir auch die erste und wichtigste persönliche Erkenntnis:

**Ich wusste nicht mehr,
was „normal" essen eigentlich bedeutet.**

Das war der Beginn einer Reise zurück zu mir selbst und zu meinen körperlichen und seelischen Bedürfnissen, die ich wieder wahrnehmen lernte. Und ein Ergebnis dieser Reise ist das Buch, das Sie gerade in Ihren Händen halten.

Ich lade Sie nun herzlich ein, sich damit selbst auf den Weg zu machen und mehr über sich selbst, Ihren Körper und das zu erfahren, was Sie wirklich brauchen, um gesund, zufrieden und glücklich zu leben.

Sie zögern noch, ob dieses Buch das richtige für Sie ist? Lesen Sie doch einfach noch ein wenig weiter und erfahren Sie im nächsten Kapitel, an wen sich *Food 'n' Love* richtet. Der Test am Ende des nächsten Kapitels wird Ihnen die Entscheidung leichter machen.

Für wen wurde dieses Buch geschrieben?

Bevor Sie sich diese Frage selbst beantworten können, möchte ich noch einmal den alles prägenden und einfachen Leitgedanken dieses Buches in Ihr Gedächtnis rufen: Jeder Mensch ist einzigartig, und deshalb ist das, was sein Körper zum Leben und für seine Gesundheit benötigt, von Person zu Person verschieden.

An dieser Stelle sollten wir uns das Beispiel mit der werdenden Mutter ins Gedächtnis rufen: Es wäre abwegig zu glauben, dass es für alle Schwangeren gut sein könnte, um 3 Uhr nachts Silberzwiebeln zu essen, nur weil es bei der Frau meines Freundes so war. Das lässt sich so nicht verallgemeinern, und Sie wissen ebenso genau wie ich: Jeder von uns ist ein Individuum und kann sehr gut selbst spüren, was ihm gut tut und was nicht.

**Jeder von uns weiß sehr gut selbst,
was gut für ihn ist.**

Was aber, wenn Sie das nicht mehr so genau wissen? Was können Sie tun, wenn es Ihnen ähnlich geht wie mir damals und Sie das Gefühl haben, den Bezug zu dem verloren zu haben, was Ihr Körper will und braucht. Was ist, wenn Sie die Signale Ihres Körpers nicht mehr einordnen, sie gar nicht erst wahrnehmen können oder nicht wissen, dass sie überhaupt existieren? Genau dann sollten Sie jetzt weiterlesen, denn die Lektüre und die Arbeit mit diesem Buch werden Ihnen helfen, Verlorengegangenes wieder zurückzuerobern und bislang noch nicht (so sehr) Wahrgenommenes entdecken zu lernen.

Überprüfen Sie doch einmal anhand der Sammlung folgender Sätze, wie sehr Sie sich in den jeweiligen Aussagen wiederfinden. Wenn Sie möchten, können Sie, falls eine Aussage auf Sie zutrifft, dahinter mit Bleistift einen Haken setzen oder auf einem Blatt oder in Ihrem Lesetagebuch eine Strichliste für die Anzahl der auf Sie passenden Punkte machen. Je mehr Treffer Sie haben, desto mehr können Sie von diesem Buch profitieren.

Was trifft auf mich zu?

- Ich informiere mich regelmäßig mittels einschlägiger Artikel in Zeitschriften oder im Internet über die neuesten Ernährungsstudien und bemühe mich, anhand der daraus gewonnenen Erkenntnisse meine Ernährung zu verbessern.
- Beim Einkaufen orientiere ich mich an ernährungswissenschaftlichen Empfehlungen wie z. B. Ranglisten mit dem Titel: „Die 20 gesündesten Lebensmittel" und versuche, meine Ernährung entsprechend anzupassen.
- Ich sorge mich sehr um eine gesunde Ernährung und denke, dass mein Körper mehr Appetit auf ungesunde und „leckere" Lebensmittel hat als auf wirklich gesunde.
- Ich habe bereits eine oder mehrere Diäten hinter mir.
- Ich nehme zu, sobald ich keine Diät mache oder darauf achte, was ich esse.
- Ich fühle mich bevormundet von Ernährungsspezialisten und Menschen, die mir vorschreiben, was ich zu essen oder zu trinken habe.
- Ich habe ab und an oder relativ häufig das Gefühl, zu viel zu essen und fühle mich nach den Mahlzeiten vollgestopft und träge.
- Ich wähle das, was ich esse und trinke, bewusst und nach ganz bestimmten Parametern wie Kalorien-, Fett-

oder Kohlenhydratgehalt aus.

- Ich versuche einer bestimmten Ernährungslehre zu folgen, wie z. B. Vollkorn, Vollwert, Rohkost, Paleo, Low-Carb, Low-Fat, Slow-Carb, Basische Ernährung, Ayurveda, Makrobiotik, Glyx, Blutgruppendiät, Weight Watchers o. Ä.
- Ich habe Verschiedenes ausprobiert und unterschiedliche Informationen eingeholt. Bei mir herrscht aber mehr Verwirrung darüber, welche Lebensmittel gesund und gut für mich sind und welche nicht.
- Ich wünsche mir Ausgeglichenheit und Ruhe und möchte selbstbestimmt entscheiden, was ich esse oder trinke und wie ich mein Leben gestalte.

Nach Auswertung dieses Tests werden Sie nun bestimmt ein genaueres Bild davon haben, ob Sie sich hier wiederfinden und Sie mit diesem Buch etwas anfangen können. Vielleicht spüren Sie in sich auch eine Sehnsucht danach, dass die Frage nach der richtigen Ernährung in Ihrem Leben nicht länger einen so großen Raum einnimmt. Was machen die Menschen nur anders, die viel mehr Zeit für die Dinge haben, die Ihnen Spaß machen und sich scheinbar trotzdem irgendwie gesund ernähren? Das fragte ich mich damals auch ...

Was zeichnet Menschen aus, die eine entspannte Beziehung zum Essen haben?

Heutzutage sind die Frage und die allgegenwärtige Debatte rund um gesunde Ernährung und Fitness schon fast zu einem Religionsersatz geworden. In den Medien hört man von Ernährungspäpsten, in den Schlagzeilen werden Ess-Sünden angeprangert und als moderne Form der Selbstgeißelung strenge Diäten verordnet. „Wie kann man da überhaupt noch eine entspannte Beziehung zum Essen haben?“, fragte ich mich.

Ich machte mich also auf die Suche nach Antworten und zäumte das Pferd von hinten auf, indem ich mich dem entgegengesetzten Phänomen zuwandte: den Menschen, die einfach gerne und genussvoll essen, sich keinen Kopf über Eiweiße, Kalorien und Fette machen, nicht ständig ab- oder zunehmen und bei bester Gesundheit und in guter körperlicher Verfassung sind. Ich wollte wissen, was sie anders machten und warum es gerade ihnen besser zu gehen schien als mir – und das, obwohl sie nicht ständig über ihre Ernährung sprachen und über ihre Gesundheit nachdachten.

Nachdem ich unzählige Studien durchforstet, etliche Bücher gelesen und mich vor allem mit Menschen unterhalten hatte, die sich aus dem Ernährungskult erfolgreich ausgeklinkt hatten, war plötzlich die Einsicht da: Die Menschen, die eine entspannte Beziehung zum Essen haben, ruhen einfach in sich selbst, insbesondere, was ihre Ernährung angeht. Sie scheren sich nicht darum, was die neuesten Studien und Ernährungstrends oder die Leute um sie herum sagen – sie leben, essen und trinken einfach so, wie ihnen ist, und sind damit mehr oder minder zufrieden und glücklich.

**Zufriedener und glücklicher lebt der,
der das isst und trinkt,
wonach ihm ist.**

Ein weiteres Ergebnis meiner Recherchen war, dass es so etwas wie eine versteckte Gegenbewegung zu dem scheinbar vorherrschenden Ernährungsterror gibt. Die Menschen, die sich dafür stark machen, stellen die *Rückkehr zu den wirklichen und individuellen Bedürfnissen des eigenen Körpers* in den Mittelpunkt ihres Lebens. Sie lassen sich in ihrem Handeln, Denken und Fühlen von Leitsätzen führen, die dazu beitragen, dass sie immer mehr an Lebensqualität gewinnen. Diese lassen sich in etwa wie folgt zusammenfassen:

1. Ich bin selbstbewusst.
2. Ich habe ein positives Selbstbild.
3. Ich spüre, wenn ich Hunger habe.
4. Ich spüre, wenn ich Appetit auf etwas habe.
5. Ich folge meiner Intuition.
6. Ich akzeptiere mich so, wie ich bin.

Wer möchte diesen Glaubenssätzen nicht gerne folgen, sie ins eigene Leben integrieren und fortan glücklicher und zufriedener sein? Nur wie soll das gehen? Wie soll man das in die Praxis umsetzen?

Ich selbst habe es getan und für Sie unter dem Motto *Food 'n' Love* meine Erfahrungen in diesem Arbeitsbuch niedergeschrieben. Sie werden sehen, auch Sie können sich einen Weg ebnen und Ihr Leben verbessern – und vor allem wieder „normal“ essen.

Lassen Sie sich auf diese neue Sicht- und Lebensweise ein, werden Sie relativ schnell bemerken, wie sich Ihre Sorgen um

Ernährung und Gesundheit aus Ihrem Kopf verflüchtigen und Sie plötzlich wieder mehr Zeit für andere Dinge, sich selbst und Ihre Freunde haben. Mit Ihrer Ernährung werden Sie wie in Kindertagen wieder unbeschwerter umgehen können und zu innerer Ruhe und Gelassenheit zurückfinden.

Sollte Ihr Gewicht vorher großen Schwankungen unterlegen haben, wird es sich wahrscheinlich relativ schnell wieder stabilisieren. Es kann auch gut sein, dass Sie abnehmen. Denn durch die fortlaufenden Übungen in diesem Buch können Sie das Gespür für Ihren Körper, Ihren Hunger und Ihren Appetit wiederentdecken. Spätestens dann werden Sie damit Schluss machen, Ihren Körper als einen mangelhaften Organismus anzusehen, dem durch immer neu zu erfindende Ernährungskonzepte „geholfen" werden muss.

Wenn Sie jetzt immer noch dieses Buch lesen wollen, freuen Sie sich darauf, Ihren Körper wieder als den großartigen und anpassungsfähigen Überlebenskünstler zu erfahren, der er in Wirklichkeit ist. Deshalb habe ich auch keinen Ratgeber geschrieben, der Ihnen sagt, *wie* Sie sich ernähren sollen. Sie wollen schließlich weg von dem ganzen Frust rund ums Essen und all die Diäten und stattdessen ihre Unbefangenheit und Freiheit wieder zurück.

Glauben Sie mir, das geht wirklich: Sie können sich von fremder Bevormundung befreien und von nun an auf sich selbst und die Stimme Ihres Körpers vertrauen. Das allein genügt, um gesund und glücklich zu leben.

Auf sich selbst und die Stimme
seines Körpers zu hören,
das ist gesund und macht glücklich.

Und darum sind mein Ansatz und dieses Buch auch radikal. Denn das Ziel ist, Sie zum Wesentlichen zurückführen: zu einem positiven Körpergefühl, zu Ihnen selbst und einem gesunden Selbstbewusstsein. Genau deshalb werde ich Ihnen auch nicht Hunderte von Studienergebnissen herunterbeten und Ihnen erklären, warum diese richtig und jene falsch sind. Ich werde Ihnen auch keine Sammlung von Ernährungsfakten präsentieren, die aus irgendwelchen Studien resultieren, und auch keine Mythen rund ums Essen erzählen, die schon Jahrhunderte lang Tradition haben. Denn diese ganzen Studien, Fakten und Mythen sind ein Teil des Problems: dass wir gar nicht mehr wissen, was „normal" essen eigentlich bedeutet.

Dieses Buch beabsichtigt vielmehr, zum Kern der Sache vordringen, der allein verantwortlich für Ihr Wohlergehen ist: zu Ihnen selbst und zu der unumstößlichen Tatsache, dass Ihr Körper von Natur aus nur zu gut selber weiß, was gesund und richtig für ihn ist. Die folgenden Kapitel werden Ihnen dabei helfen, seine Signale wieder besser wahrzunehmen, wieder „normal" zu essen und auch Ihren eigenen Bedürfnissen wieder mehr Beachtung zu schenken.

Zunächst aber wollen wir uns mit dem beschäftigen, was viele von uns immer noch als das Non-plus-Ultra ansehen und für das Sie bereit sind, viel Lebenszeit und Energie zu opfern. Wir wollen auf den nächsten Seiten fragen, was hinter dem Wunschideal eines schlanken, vermeintlich gesunden, durchtrainierten Körpers steckt und wieso wir darauf kommen, so wie ein Topmodel aussehen zu wollen..

SCHLANK, GESUND, TRAINIERT –EIN HOHER PREIS

Das Monument der Ängste und Sorgen

Vielleicht haben Sie auch schon einmal diese Erfahrung gemacht: Wenn Sie bei jemandem, den Sie noch nicht solange kennen, zu einer Feier eingeladen sind, brauchen Sie sich in einer unbeobachteten Minute nur einmal sein Bücherregal anzusehen und erfahren so ganz viel über seine Person und seine Interessen. Ähnliches könnten Sie tun, wenn Sie wie ich wissen wollen, was die Menschen heutzutage in Bezug auf Ernährung, Gesundheit und Sport umtreibt, wofür sie derzeit ihr Geld ausgeben und wo sie ihr Glück suchen. In diesem Fall gibt ein Besuch in einer gut sortierten Buchhandlung Aufschluss. Schauen Sie sich da einfach mal die Ratgeber-Auslagen in den oben genannten Sparten an. Der Blick in die Regale wird Ihnen so einiges verraten. Denn je breiter sich dort ein Thema macht, desto mehr Raum nimmt es in der öffentlichen Meinung ein. Die Regalbreite wird zu einer eigenen Maßeinheit.

Der Blick ins Bücherregal zeigt, was den modernen Menschen bewegt.

Bestimmt werden Sie ziemlich schnell feststellen, dass das Interesse an Ernährung, Gesundheit und Sport sehr groß ist und sich die Publikationen darüber über mehrere Meter erstrecken: Wie werde ich fit? Wie bekomme ich meine Traumfigur? Wie einen Körper mit Muckis? Eine Top-Figur? Wie nehme ich am schnellsten ab? Mit Trennkost? Vegetarisch oder vegan? Mit der Glyx-Diät? Der Logi-Methode? Pilates? Yoga? Säurearm? Steinzeiternährung? Mit welcher Diät bin ich erfolgreich? Schlank im Schlaf? Oder doch lieber: Mit dem richtigen Training zum perfekten Sixpack? Und „gesund" – was ist das überhaupt?

Die Fülle an unterschiedlichen Fragen und Buchtiteln dokumentiert die Vielzahl unserer derzeitigen Ängste. Es sind die Ängste vor dem falschen Essen, dem falschen Körper, vor Krankheiten, dem Dick-Sein oder Zu-dünn-Sein, vor dem Altern und überhaupt vor dem Irgendwie-nicht-richtig-Sein. Auf der anderen Seite spiegelt die Themenvielfalt unsere Sehnsucht nach dem persönlichen Glück wider, welches wir uns versprechen, wenn wir nach mühevoller Arbeit endlich den perfekten und gesunden Körper besitzen. Mit Hoffnung auf eine bessere Zukunft und um dieses Ziel zu erreichen, sind viele von uns bereit, es zu versuchen, die erfolgreichsten Ernährungs- und Fitnesstrends auszutesten und ihr Leben danach auszurichten.

Als ich die Bücher in diesen Rubriken genauer betrachtete, hatte ich den Eindruck, dass es zwei unterschiedliche Sorten von Lesern gibt. Zum einen diejenigen, die nach einer Methode suchen, wie sie auf schnellstem Weg ihre Traumfigur erreichen können und dabei ein bestimmtes Körperideal vor Augen haben. Sie werden bei Büchern über Diäten, Sport- und Gymnastikprogramme fündig. Zum anderen die gesundheitsbewussten Leser, die der modernen Welt der Nahrungsmittelindustrie misstrauen und nach Alternativen suchen, um ihre Gesundheit zu erhalten und ihre Verbindung zur Natur nicht zu verlieren.

Gesund, stark, sportlich und eins mit unserem Körper, das wollen wir im Grunde ja alle sein. Das ist gar nicht verwunderlich. Aber im Grunde treibt viele von uns das tiefe Misstrauen gegenüber unserem Körper und uns selbst vor diese Bücherregale. Wir befürchten, dass unser Körper in dieser modernen Welt nicht mehr ohne fachliche Hilfe und Spezialisten-Tipps zurechtkommt. Das moderne Essen, dazu der Überfluss und die süßen Verlockungen machen uns dick und krank. Unser Geschmackssinn und unser Bauchgefühl, welche uns vor Jahrtausenden noch sicher durch die Nahrungslandschaft geführt haben, werden von der Lebensmittelindustrie mit all ihren künstlichen Geschmacksverstärkern und Farbstoffen in die Irre geführt. Das Büro, der Bewegungsmangel, die fehlende körperliche Arbeit machen uns krank und schwach. Unser Körper ist in dieser technisierten, überzivilisierten Welt verloren und braucht Hilfe.

Wir wollen doch nur einen gesunden Körper und glücklich sein ...

Was Ihnen vielleicht bis hierhin noch nicht klar war, ist, dass nicht unser Körper Hilfe benötigt, sondern unser Kopf oder Geist. Er ist es, der uns mit seinen Vorstellungen und Idealen, vor solche Bücherregale führt und uns dazu bringt, unserem Körper, unserem Instinkt und letztlich uns selbst zu misstrauen. Und zurück bleibt dabei nicht unbedingt ein besseres Lebensgefühl. So stehen wir dann vor diesem Bücherregal, diesem großen Monument der Ängste und Sorgen und sehnen uns nach Gesundheit und einem einigermaßen glücklichen und zufriedenen Leben ... Aber wie sieht eigentlich ein *gesunder* Körper aus?

Der 1%-Körper

Jeder von uns hat eine ganz bestimmte Vorstellung vor Augen, wenn er an einen gesunden Körper denkt, und entsprechend sieht auch der Wunschkörper aus, dem viele von uns hinterherjagen: jung, dynamisch, schlank und gut durchtrainiert. Zumindest sehen so alle Menschen aus, die uns als Vorbilder für angeblich perfekte Menschen von Wirtschaft, Politik und Interessenverbänden vorgeführt werden, um uns Produkte oder Meinungen zu verkaufen.

Stellen diese Vorbilder aber wirklich ein anzustrebendes Körperideal für jeden dar? Und deuten ihre körperlichen Eigenschaften unbedingt auf ein erfolgreiches und glückliches Leben hin? Wie sehr uns diese weit verbreitete Norm täuscht, lässt sich recht einfach durchschauen. Stellen Sie sich doch einmal alle deutschen Frauen vor, wie sie auf einem riesigen Platz versammelt stehen. Nur etwa jede zwanzigste Frau dort wird ihrer körperlichen Statur nach von Natur aus Modelmaße haben und an das allseits gängige Bild von einem angeblich idealen Körper herankommen. Stellen Sie sich nun weiter vor, dass Sie beispielsweise ein Modelagent sind und sich diese 5%-Frauen herausgepickt haben. Dann werden Sie feststellen, dass diese Frauen trotzdem nicht alle notwendigen Voraussetzungen erfüllen, um etwa für das Zeitschriftencover eines Modemagazins posieren zu können. Vielleicht sind ihre Haare zu dünn, ihre Nase ist zu groß oder ihr Busen zu klein. Und im Endeffekt wird nur jede fünfte Frau von den 5%-Frauen für diesen

Job infrage kommen. Mit anderen Worten entspricht in Deutschland dem so hoch stilisierten Körperideal nur 1 % der weiblichen Bevölkerung.

Nur etwa 1 % aller Frauen entspricht dem gängigen Model-Ideal!

Und trotzdem orientieren sich viele von uns daran und wünschen sich eine solche „Traumfigur". Es ist kein Wunder, denn die 1%-Vorbilder präsentieren sich tagtäglich auf Zeitschriften-Covern, in der Werbung, im Fernsehen und auf Plakaten. *Ganz im Ernst, man sieht sie mit ihren Top-Figuren durchschnittlich häufiger als die Mitglieder seiner eigenen Familie.* Dementsprechend leicht ist es nachzuvollziehen, dass der Eindruck entsteht, dass die 1%-Körper die Norm darstellen. Einer Norm, der man entsprechen muss, um sich gut zu fühlen.

Deshalb wollen wir auch alle in den kleinen Kreis der 1%-Menschen hinein. Und um das zu erreichen, sind wir uns auch nicht zu schade, uns mit Diäten und strikten Ernährungsregeln zu quälen, weil wir fest davon überzeugt sind, dass es möglich ist, auch bald dazuzugehören und solch einen 1%-Körper zu besitzen. Diesem Verhaltensmuster und Glaubenssatz folgen Frauen wie Männer; traurigerweise mittlerweile auch immer mehr Kinder und Jugendliche.

Mit welchem Resultat? Acht von zehn Frauen sind unzufrieden, wenn sie in den Spiegel schauen. Ist ja auch nicht so einfach, den hohen Ansprüchen gerecht zu werden. Man bedenke, dass noch vor dreißig Jahren Models nur ca. 8 % weniger als die durchschnittliche Frau auf die Waage brachten. *Heutzutage hingegen wiegt ein Model im Durchschnitt sogar 23 % weniger als die durchschnittliche Frau.* Dann kommt noch hinzu, dass viele der Frauen, die sich in den 1%-Kreis hineingehungert haben, aufgrund ihres sehr niedrigen Körperfettanteils eine ausbleibende Menstruation haben. Was Kinder anbelangt, so haben ein Viertel der siebenjährigen Mädchen bereits mindestens einmal eine

Diät angefangen, um abzunehmen, und 81 % der zehnjährigen Mädchen haben sogar schon einmal eine durchgeführt. Die Anzahl der Männer, die sich im Spiegel anschauen und sich als zu dick einschätzen, ist während der letzten zwanzig Jahre ebenfalls konstant gestiegen.

Und zum Schluss lassen Sie dieses Bild in sich doch bitte einmal nachklingen: ein siebenjähriges Mädchen, das vor dem Spiegel steht und sich schlecht fühlt, weil es sich zu dick findet. Ihr Leidensdruck ist so groß, dass sie beschließt, sie müsse nun eine Diät machen. Was für eine traurige Vorstellung ... Soweit ist es bereits gekommen, dass sich die Kinder schon nicht mehr so lieben, wie sie sind. Das kann doch nicht gesund sein! Aber warum tun wir – ob jung oder alt, Frau oder Mann – uns das dann alles an?

Warum laufen wir einem Körper- und Schönheitsideal überhaupt hinterher?

Was hat es mit dem „Zu-dick-“ oder „Zu-dünn-Sein“ eigentlich auf sich? (Sie werden sich jetzt vielleicht fragen, warum ich das „Zu-dünn-Sein“ erwähne. Aber es gibt in der Tat auch viele Menschen, die sich als zu dünn empfinden – zum Beispiel Männer, die kein „Spargeltarzan“ mehr sein wollen.) Oder anders gefragt: Warum versuchen wir verzweifelt, sowohl vom oberen als auch vom unteren Ende der Körpergewichtsskala her in den winzigen 1%-Bereich zu gelangen und dafür alles Mögliche in Angriff zu nehmen, was uns machbar erscheint (Diäten, Sportprogramme, Operationen)? Was kann so wichtig an unserem Aussehen sein, dass wir bereit sind, unseren Körper krampfhaft in eine andere, scheinbar „perfekte Form“ pressen zu wollen, die gesellschaftlich als *ideal* verkauft wird?

Die Antwort ist: Unsere Figur bzw. Statur ist viel mehr für uns als nur ein reines körperliches Merkmal wie unsere Haarfarbe, Schuhgröße, Hautfarbe oder Körpergröße. Wir verbinden damit einen Lebensstil, ein Lebensgefühl und ganz wichtig: Wir beurteilen andere Menschen nach der Figur, die sie haben.

Das ist bestimmt nichts Neues für Sie: Wenn man jemanden neu kennenlernt, zählt zunächst einmal der erste Eindruck (z. B. für die Leute von der Personalabteilung in einem Vorstellungsgespräch). Innerhalb von Sekunden machen wir uns von dem anderen Menschen ein Bild und bewerten ihn, obwohl wir ihn gerade zum ersten Mal sehen. Da wir andersherum aber genau um die Macht des ersten Eindrucks Bescheid wissen, versuchen wir das Urteil, welches die anderen über uns in wenigen Sekunden fällen, möglichst positiv zu beeinflussen. Das ist menschlich und irgendwie einleuchtend, denn jeder von uns will einen guten Eindruck hinterlassen, Akzeptanz und Zuspruch ernten. Darum ist diese Sekundenbeurteilung der anderen unser Aussehen betreffend auch so immens wichtig. Sie wissen oder erahnen es: Die Figur, als das augenscheinlichste Merkmal, das unser Gegenüber als Erstes sieht, spielt bei der Beurteilung unserer Person eine entscheidende Rolle.

Aber was verbinden wir genau mit Körperformen, insbesondere mit denen, die nicht zur 1%-Gruppe gehören, dass uns eine mögliche Aburteilung eine solche Angst macht und wir bereit sind, alles Erdenkliche dafür zu tun, zu erleiden, nur um nicht zur 99%-Gruppe zu gehören? Überlegen Sie einmal: Was denken Sie selbst über den Anteil der Menschen, welche die Mehrheit ausmacht? Und was könnten Sie im Austausch dafür gewinnen, dass Sie diese Gruppe verlassen und dabei Ihre physische und psychische Gesundheit aufs Spiel setzen? Was wird passieren, wenn Sie eines Tages tatsächlich so weit sind und mit Ihrer Top-Figur in der 1%-Gruppe ankommen? Nicht wenige von uns versprechen sich sehr viel davon. Aber werden wir wirklich glücklicher, erfolgreicher und zufriedener sein, nur weil wir dem Schönheitsideal unserer derzeitigen Gesellschaft entsprechen?

Macht eine 1%-Figur glücklicher?

Mit der Vorstellung dessen, was in unserer Gesellschaft als schön empfunden wird, den sogenannten „Schönheitsstandards“, sind wir von klein auf groß geworden. Wir haben sie quasi mit der Muttermilch aufgesogen und verinnerlicht.

Schönheitsideale sind ein Produkt aus Zeitgeist und Kultur.

Schönheitsstandards sind aber immer in Abhängigkeit von Zeit und Kultur zu betrachten – und sie verändern sich. Wenn wir beispielsweise auf vergangene Epochen zurückblicken, so entsprachen – und zwar *vorrangig* – üppige Körper dem Schönheitsideal der jeweiligen Zeit. Mit fülligeren Körpern wurde Wohlstand, Sex-Appeal, Fruchtbarkeit und Kraft verbunden. Und stellen Sie sich vor: Noch um 1900 herum haben Frauen versucht zuzunehmen und Tipps darüber ausgetauscht, wie man es schafft, endlich nicht mehr „skinny" auszusehen. Und denken Sie einmal darüber nach, wie unterschiedlich das ist, was ein jeder von uns schön bzw. gut aussehend findet. Sind es etwa die rasierten Achseln, die ein Muss sind, Piercings, Tattoos oder glatte Waxing-Beine? Oder gerade das genaue Gegenteil? Und wenn wir nun an andere Teile der Welt denken, finden wir denn auch die Tellerlippen der Eingeborenen, den Giraffenhals bei den Padaung-Frauen in Myanmar oder spezielle Narben, die einige Einwohner Nigerias, Kenias, Tansanias oder Mosambiks schmücken schön? Ich könnte mir diese Art des Schmucks nur schwer an mir selbst vorstellen. Sie vielleicht auch nicht. Das hat wahrscheinlich damit zu tun, dass das, was wir Menschen als schön empfinden jeweils an einen bestimmten Lebensraum geknüpft sind, an eine bestimmte Zeit und Kultur. Schönheit ist also immer relativ und kann nie absolut für alle Menschen gelten. Wenn der eine etwas für schön hält, muss es dem anderen noch lange nicht gefallen.

Was schön ist, ist immer relativ. Ein absolutes Schönheitsideal, das für alle gilt, gibt es nicht.

Schönheitsideale als zeitlich-kulturelle Produkte legen uns also nicht etwas nahe, weil es unserer Natur als Mensch entspricht und gut für uns ist, sondern sie sind künstlich geschaffen worden.

Wenn es aber kein absolut Schönes gibt, was immer, überall und für jeden gilt, dann kann doch – rein objektiv betrachtet – die 1%-Figur aus sich heraus gar kein ideales Schönheitsmerkmal sein und stellt somit schlicht und ergreifend einen Trend unserer jetzigen Zeit dar. Es ist wichtig, dass wir uns das bewusst machen und ebenso überprüfen, welche Bewertungen wir in Bezug auf bestimmte Körperformen gelernt und verinnerlicht haben. Denn diese Urteile beeinflussen nicht nur unsere Wahrnehmung, unsere Sicht von der Welt und das Bild, das wir uns von unseren Mitmenschen machen, sondern tagtäglich auch das Lebensgefühl einer sehr großen Gruppe an Menschen.

Mit gelernten Urteilen über Körperformen schaden wir anderen Menschen. Das sollte man sich bewusst machen.

Finden Sie in der folgenden Übung heraus, welche dieser Urteile Sie verinnerlicht haben. Wenn Sie möchten, machen Sie einen Haken hinter die für Sie zutreffenden Aussagen oder notieren Sie sich die entsprechenden Glaubenssätze in Ihr Lesetagebuch. Sie sind außerdem dazu eingeladen, am Schluss weitere „Körperbewertungen" zu notieren, die Ihnen zusätzlich einfallen, vielleicht auch solche, mit denen Sie selbst einmal unliebsame Bekanntschaft gemacht haben.

Welche Bewertungen habe ich verinnerlicht?

- Dicke Menschen haben keine Selbstkontrolle.
- Dicke Menschen sind gemütlich und faul.
- Sehr dünne Menschen sind schwach.
- Dicke Menschen sind lustig.

- Dicke Menschen sind willensschwach.
- Dicke Menschen sind unhygienisch.
- Sehr dünne Menschen werden schnell nervös.
- Sehr dünne Menschen haben bestimmt eine Essstörung.
- Schlanke Menschen sind erfolgreicher als dicke Menschen.
- Schlanke Menschen essen gesund und machen ausreichend Sport.
- ....
....
- ....
....
- ....
....

Sie haben sich bei der letzten Übung innere Glaubenssätze zur Beurteilung von Körperformen bewusst gemacht. Was aber passiert, wenn diese beim Anblick eines Gegenübers in uns aktiviert werden? Wir sehen einen Menschen und sprechen ihm aufgrund seiner Figur bestimmte Charaktereigenschaften oder Verhaltensmerkmale zu. Fragen Sie sich einmal, wie oft Sie sich von den erlernten Vorurteilen über dicke oder dünne Menschen – die nicht zur 1%-Körper-Gruppe gehören – in Ihrer Denkweise und in Ihrem Verhalten beeinflussen lassen. Und andersherum sollten Sie sich auch einmal überlegen, wie stark sich Ihre eigene Figur auf Ihr Selbstbild auswirkt, auf das, was Sie von sich halten und denken. Wie sehr glauben Sie eigentlich, beeinflusst Ihre Figur das Bild, das die anderen von Ihnen haben? Wie oft suchen Sie beispielsweise Ihre Kleidung mit dem Ziel danach aus, darin ja nicht zu dick oder zu dünn auszusehen? Wie oft sprechen Sie schlecht über Ihr Gewicht oder Ihren Körper? Und in Bezug auf Ihre Mitmenschen: Wie oft reden Sie negativ über das Gewicht von anderen (direkt im Gespräch mit dem Betreffenden oder hinter seinem Rücken)? Ermutigen

Sie Ihr Gegenüber, wenn er oder sie abnehmen will oder eine Diät macht? Und wie oft sind Sie in dem Glauben, dass eine Person bestimmt abnehmen will oder abnehmen sollte? Gibt es Personen, die Sie für ihre schlanke Figur bewundern? Und wie häufig ist das so?

**Fragen Sie sich einmal,
wie sehr Sie den Wert einer Person
an ihrer Figur festmachen.**

Jetzt habe ich Sie sehr mit Fragen bombardiert. Und vielleicht fühlen Sie sich jetzt ein klein wenig ertappt oder frustriert, weil Sie auf viele Fragen eindeutige Antworten hatten. Mir ging es jedoch nicht darum, Sie in eine Ecke zu drängen, sondern ich wollte Sie in einem zweiten Schritt nochmals dafür sensibilisieren, wie sehr wir unseren Selbstwert und den Wert anderer Personen an Figur und Aussehen festmachen. Ich wollte Ihnen zeigen, dass die verinnerlichten Vorurteile und Bewertungsmuster dazu führen, dass wir uns nicht gut fühlen, Minderwertigkeitsgefühle bekommen und denken, nicht gut genug zu sein, um von anderen akzeptiert und geliebt zu werden. Ich wollte, dass Ihnen bewusst wird, dass wir uns sehr von außen bestimmen lassen (von Trends, den Medien, der Meinung anderer Menschen) und Gefahr laufen, den Bezug zu uns selber und den *natürlichen* Bedürfnissen unseres Körpers immer mehr zu verlieren, weil wir taub für seine Signale werden.

Mein Ziel war es, dass Sie sich von jetzt ab immer daran erinnern, dass unser Wissen über Körperformen und unsere Vorstellung von dem, was einen gesunden und schönen Körper ausmacht, nichts Natürliches ist, sondern ein künstliches Produkt aus kultureller Strömung und mediengesteuerter Manipulation. Der derzeit noch hippe Schlankheitswahn ist also nichts anderes als ein ziemlich kurzer, lokal begrenzter Augenblick in der immer wieder sich wandelnden Geschichte der Schönheitsideale, an dem viele Menschen sehr gut verdienen.

Wer schlägt Profit aus unserem Leidensdruck?

Die Auswirkungen des momentanen Schlankheitswahns begegnen uns jeden Tag, vor allem in Medien, Werbung und im Produktangebot von Supermärkten. Die Diätindustrie ist zu einem Multimilliarden-Geschäft geworden. Sie macht ein Vermögen mit der Idee, dass Menschen mit einer Figur abseits der 1%-Gruppe unattraktiv sind, man jedoch seinen Körper aktiv dauerhaft verändern kann, wenn man nur will. Kurz gesagt: Diese Industrie verkauft die Vorstellung, dass man durch eine 1%-Model-Figur glücklich(er) wird. Das ist auch der Grund, weshalb unglaublich viele Menschen Jahre damit verbringen, eine Diät nach der anderen zu machen. In ihren besten Jahren vergeuden sie ihre kostbare Lebenszeit mit Selbstzweifeln, Kalorienzählen, Sport, der keinen Spaß macht, Frustration und Selbsthass. Sie hoffen, dass sie durch die richtige Figur glücklicher, erfolgreicher und zufriedener werden, opfern dafür Zeit, Geld und ihr Glück im Hier und Jetzt.

Das, was ich beschrieben habe, ist keineswegs neu. Mehrfach wurde wissenschaftlich schon belegt, wie schädlich diese von der Wirtschaft geprägte gesellschaftliche Entwicklung ist und dass dadurch die Menschen eher krank und unglücklich werden als glücklich und gesund. Dennoch sprechen sich die wenigsten Gesundheitsexperten in der Öffentlichkeit dagegen aus, obwohl die ganzen negativen Auswirkungen hinlänglich bekannt sind. Zum einen ist das wohl so, weil sich weder wir selbst noch die Experten dem Schlankheitsideal als kulturellen Trend der Zeit entziehen können, zum anderen weil die Experten erheblich von dem Irrglauben der Menschen profitieren, die davon überzeugt sind, mit einem schlanken Körper glücklicher werden zu können.

Die international anerkannte Ernährungswissenschaftlerin, Psychologin und Autorin Linda Bacon führt in ihrem Buch *Health At Every Size* sehr eindrücklich vor Augen, wie die Abnehmindustrie, die Experten und Pharmaunternehmen Hand in Hand arbeiten, um die Gewichtshysterie anzuheizen und gut daran zu verdienen. In der Werbung für Abnehmprogramme wird uns von vor Glück strahlenden Menschen vorgeführt, wie einfach das Abnehmen ist. Auf den Vorher-nachher-Bildern können wir uns davon überzeugen: Vorher dick, unglücklich und unattraktiv und nachher das Gegenteil – Sie werden endlich Ihre Traumfigur besitzen, und alles wird besser werden.

Viele von uns wissen jedoch nicht, dass Pharmafirmen Experten und Forscher im Voraus (!) finanzieren, damit diese durch ihre Arbeit dazu beitragen, nachzuweisen, dass Übergewicht eine der größten Gesundheitsgefahren ist. Wohlgemerkt: Es wird nicht gefragt, *ob* Übergewicht eine Gefahr darstellt, sondern Spezialisten werden gegen Geld damit beauftragt, diese Sichtweise durch ihre Studien zu bestätigen! Und natürlich bieten genau diese Firmen die entsprechenden Produkte an, um diese ernste Gesundheitsgefahr zu bekämpfen.

Aus dem Leidensdruck und der Angst der Menschen schlagen die Pharmaunternehmen großen Profit. 1998, so Linda Bacon, wuchs die Kundschaft der Abnehmindustrie in den USA innerhalb von vierundzwanzig Stunden um 25 Millionen. Wie kam es dazu? Hatten diese Menschen über Nacht zugenommen? Nein, in dieser Nacht wurde einfach der Grenzwert, der bestimmt, was als Übergewicht definiert wird, durch eine Arbeitsgruppe der *National Institutes of Health* (*NIH*) herabgesetzt. Zusätzliche 25 Millionen Menschen gehörten ab diesem Zeitpunkt automatisch zu den Übergewichtigen und hatten damit ab sofort auf dem Papier ein erhöhtes Risiko an Diabetes Typ 2, Bluthochdruck oder Arteriosklerose zu erkranken. Zufälligerweise waren die meisten Mitglieder dieser Arbeitsgruppe Direktoren von Abnehmkliniken. So schnell kann man also seinen Kundenkreis vergrößern, und so schnell wächst zugleich auch der Kreis an Menschen, die denken, mit ihnen sei etwas nicht in Ordnung. Oft bekommen sie Angst vor Krankheiten, zu deren Risikogruppe sie nie zuvor gehörten, und werden dann vielleicht tatsächlich krank, weil sie mittels dubioser Produkte versuchen, in den 1%-Bereich hineinzukommen.

Medien, Experten und Werbung spielen mit unseren Ängsten und machen damit ein Bombengeschäft!

Traurig, aber wahr: Das Spiel mit der Angst ist *die* Einnahmequelle vieler Ernährungs- und Diätexperten, von den Geschäftsleuten ganz zu schweigen, die einen großen wirtschaftlichen Gewinn davontragen. Die Verlierer bei diesem unfairen Spiel sind leider die Menschen, die auf ihre Marketingstrategie hereinfallen. Sind sie einmal in ihre Falle getappt, kann es lange Zeit dauern, bis sie wieder *den* Grad an Zufriedenheit und Glück erreichen, den sie von Natur aus hatten, bevor sie auf den Rat der sogenannten Gesundheitsexperten gehört und das empfohlene Gesundheits-Produkt zu sich genommen hatten.

Natürlich will ich damit nicht sagen, dass unser Körpergewicht, sei es hoch oder niedrig, keinerlei Einfluss auf unsere Gesundheit hat. Ich behaupte nur, dass hier extrem übertrieben wird. Die Schäden, die unser Körper und unser Geist durch penibles Gewichtsmanagement, spezielle Ernährungskonzepte und Diäten erleiden, sind in jedem Fall bedeutend schlimmer, als die, die durch Über- oder Untergewicht *jemals* angerichtet werden können, vorausgesetzt man akzeptiert sich so, wie man ist, und sucht die Voraussetzungen für ein zufriedenes und glückliches Leben in sich selbst und nicht im Außen. Wie das geht, kann man lernen, Schritt für Schritt in kleinen Übungen.

In den nächsten Kapiteln wird dies alles noch deutlicher ausgeführt werden. Sie werden erfahren, warum jede Form von Gewichtsoptimierung sowieso zum Scheitern verurteilt ist, da es bislang schlichtweg keine funktionierenden Methoden gibt, wie man das eigene natürliche Körpergewicht *dauerhaft* verändern kann.

Wenn Sie sich aber dazu entschließen, sich aus eigener Kraft heraus ein zufriedenes und glückliches Leben zu schaffen, können Sie mithilfe der Übungen in den nächsten Kapiteln bereits beginnen, wieder mehr auf die Bedürfnisse Ihres Körpers zu hören und sich mit Ihrem Körper so zu akzeptieren und zu achten, wie Sie sind. Nach und nach werden Sie spüren, dass Sie wieder mit Ihrem Körper *zusammen*arbeiten, statt *gegen* ihn. Und so werden Sie auch Ihr eigenes natürliches Gewicht erreichen, gänzlich ohne jedes Ernährungsprogramm und ohne jede Diät.

DIÄTEN

Alle Diäten sind für die Katz

Haben Sie sich jemals gefragt, warum ständig neue Diäten erfunden werden, wenn doch jede einzelne angeblich von Erfolg gekrönt ist? Beinahe wöchentlich werden in Zeitschriften oder Büchern neue Diäten und Ernährungskonzepte besprochen oder alte wieder hervorgekramt, weil sie plötzlich wieder angesagt sind. Wie in der Mode und bei den Schönheitsidealen, gibt es auch hier die verschiedensten Trends, was gerade „in" ist.

Vielleicht haben Sie auch schon mitbekommen, dass die meisten der so hochgelobten Nonplusultra-Diäten sich fundamental unterscheiden! Denken Sie allein an die Low-Fat- und die Low-Carb-Diät. Sie könnten nicht gegensätzlicher sein. Bei der Low-Fat-Diät wird Fett gemieden, Kohlenhydrate und Zucker hingegen darf man zu sich nehmen. Bei der Low-Carb-Diät ist es jedoch genau umgekehrt: Fetthaltiges ist erlaubt, Kohlenhydrate und Zucker hingegen nicht.

Warum gibt es so viele und immer neue unterschiedliche Diäten, wenn alle den Erfolg bringen sollen?

Jetzt fragen Sie sich sicher, wieso eine Diät, die angeblich so gut funktioniert, ständig neu erfunden werden muss und ob nicht eine einzige Diät reicht. Wie plausibel Ihre Einwände an dieser Stelle sind, werden wir anhand des folgenden Beispiels belegen und eventuell auch noch die eine oder andere Schlussfolgerung daraus ziehen, was hier eigentlich schief läuft.

Seit 200 Jahren bauen Menschen Fahrräder. Anfangs gab es verschiedene Bauarten, aber eine davon hat sich sehr schnell durchgesetzt. Seit diesem Tag werden Fahrräder auf die gleiche Art und Weise gebaut. Und das aus gutem Grund: Es funktioniert! Mit dem Fortschritt der Technik kamen dann neue Bauteile wie Kugellager, Gangschaltungen und Scheibenbremsen sowie neuartige Materialen zu dem bewährten Konzept hinzu. Die Grundbauart des Rads hat sich aber trotz und alledem bis heute nicht verändert. Diäten hingegen werden dauernd neu erfunden und folgen, wie wir schon gehört haben, oft ganz unterschiedlichen Prinzipien!

Stellen Sie sich einmal vor, Erfinder würden mehrmals pro Jahr völlig neue Arten von Fahrrädern präsentieren. Jedes sähe komplett anders aus und wäre von Grund auf verschieden. Hinzu käme dann noch, dass kein Mensch diese Räder wirklich fahren könnte, und nur einige wenige für eine Zeit lang auf dem Sattel blieben. Manche würden 100 Meter fahren, dann anfangen zu schlingern und schließlich stürzen. Andere wiederum schafften sehr stolz 300 Meter, bevor sie auf die Nase fielen, aber nicht viel mehr. Ganz ehrlich: Würden Sie sich regelmäßig ein neues Rad kaufen, wenn Sie immer wieder mit dem Ding im Dreck landen würden? Und würden Sie sich hinterher für den Misserfolg dann auch noch selbst die Schuld geben? Vermutlich nicht! Sie würden sicher auch nicht denken, dass Sie einfach zu undiszipliniert sind und zu wenig Willenskraft besitzen. Und ganz wichtig: Andere Leute würden wohl auch nicht auf Sie herabschauen und sagen, dass Sie einfach nur faul oder ungeschickt seien. Alles in allem wäre Ihnen garantiert klar, dass es an der seltsamen Bauweise der Räder liegt und nicht an Ihnen.

Diese Analogie legt uns nahe, dass wir mit unseren gescheiterten Diätversuchen grundsätzlich anders umgehen, als wie wir es mit unglücklichen Testfahrten von Rädern unterschiedlicher Bauart tun würden. Das Szenario ist zwar ein ähnliches wie in unserer Fahrradgeschichte, aber dort kommen die meisten Menschen im Gegensatz zu uns zu einem anderen, folgerichtigen Schluss. Und wir? Was machen wir? Wir machen eine Diät und sind stolz darauf, bis zu dem Zeitpunkt, an dem wir auf die Nase fallen, wieder zunehmen und uns richtig schuldig und schlecht fühlen.

Es ist höchste Zeit, dass wir endlich das Offensichtliche erkennen:

**Diäten funktionieren nicht,
und haben auch noch nie funktioniert!**

Und genau deshalb werden wir auch im folgenden Teil des Buches mit dem Mythos „Diät" aufräumen. Jeder, der einmal vor dem Spiegel gestanden, sich als zu dick und nicht begehrenswert empfunden und daraufhin beschlossen hat, eine Diät zu machen, weiß wovon ich spreche:

Sie hören von einer neuen Diät. Diese soll höchst wirkungsvoll und unschlagbar sein! Vielleicht kaufen Sie sich sogar ein Buch darüber. Motiviert und erwartungsvoll blicken Sie auf Ihr Ziel und sind gewillt, Wochen der Genuss-Enthaltsamkeit und körperliche Qualen auf sich zu nehmen. Sie sind bereit, zu leiden. Dann beginnt die Diät, und Ihr Gewicht ändert sich. Nach der ersten Woche bemerken Sie die ersten Resultate auf der Waage. Sie fühlen sich wie energetisiert und halten sich weiterhin streng an die Vorgaben. Ihre Freunde bewundern Sie für Ihre Disziplin. Plötzlich passt ihre Lieblingsjeans wieder, die sie aus der Jugendzeit aufgehoben haben. Sie bekommen Komplimente und werden ermutigt, Ihre Diät fortzusetzen. Wenn Sie jetzt noch ein paar Wochen durchhalten, denken Sie, wird alles gut. Ihr Leben wird sich komplett zum Guten wenden. Lassen

Sie uns ab diesem Zeitpunkt ein paar Monate oder ein Jahr in die Zukunft springen.

Die Diät ist für Sie ein voller Erfolg gewesen und liegt nun schon eine ganze Weile zurück. Direkt danach haben Sie einige Kilo weniger gewogen. Jetzt aber, eine ganze Weile später, wiegen Sie wieder genauso viel wie vorher. Oder wahrscheinlich sogar noch mehr. Kommt Ihnen das vielleicht bekannt vor? Und wie verhalten Sie sich in einer solchen Situation? Sie schieben die Schuld für die Gewichtszunahme auf sich selber. Sie haben versagt. An der Diät kann es ja nicht liegen, denn anfangs haben sie ja abgenommen. Sie waren wohl nicht willensstark genug und konnten deshalb Ihr neues Gewicht nicht halten. Ja, das muss es gewesen sein.

Von anderen Leuten, die Ihnen sagen, dass Sie anscheinend in Ihre alten Verhaltensmuster zurückgefallen seien und deshalb wieder zugenommen hätten, werden Sie in diesem Glauben bestätigt. Und zu guter Letzt drangsalieren Sie auch noch innere Glaubenssätze wie „Ich packe es nicht!“, „Ich habe einfach kein Durchhaltevermögen!“, „Ich bin viel zu schwach!“, „Ich werde nie Erfolg haben!“. Und …

Sie denken,
Sie sind das Problem und
nicht die Diät.

Zunächst sind Sie frustriert und fühlen sich schlecht. Trotz all der Anstrengungen haben Sie es nicht geschafft und stehen jetzt wieder an demselben Punkt, wo Sie vor ihrer letzten Diät standen. Vielleicht schämen Sie sich dafür, was sie in den letzten Wochen und Monaten wieder getrunken und gegessen haben, obwohl das in Ihrem streng aufgesetzten Diätplan nicht vorkam oder sogar verboten war.

Nach einigen Wochen oder Monaten des innerlichen Rückzugs, nachdem Sie sich wieder etwas gefangen haben und selbstsicherer geworden sind, erlauben Sie sich vielleicht die Annahme, dass es an Ihnen doch nicht unbedingt gelegen haben muss. Eventuell haben Sie auch von anderen im Internet gelesen oder aus dem Bekanntenkreis gehört, bei denen es mit *dieser* Diät auch nicht geklappt hat. Sie war vielleicht einfach nicht die richtige für Sie. Also raffen Sie sich von Neuem auf und beschließen, dass Sie es noch einmal probieren wollen, Ihr Leben grundsätzlich zu ändern. So wie es jetzt ist, kann es ja auch nicht weitergehen. Ich nehme schließlich nur immer weiter zu und werde darüber immer frustrierter, denken Sie.

**Vielleicht bin nicht ich das Problem,
sondern das war einfach nicht die richtige Diät.**

Sie hören sich also um. Nach einiger Zeit werden Sie durch eine Ihrer Bekannten aufmerksam auf ein ganz neuartiges Gewichtsreduzierungsprogramm mit streng geregeltem Ernährungsplan. Ihre Bekannte ist davon total begeistert und schwärmt unaufhörlich, wie schnell sie wie viel schon abgenommen hat. Vielleicht ist diese Diät ja auch bei mir so erfolgreich, überlegen Sie. Erneut motivieren Sie sich, sich dieses Mal auf ein völlig anderes Diätkonzept einzulassen. Sie nehmen sich ganz fest vor, nun wirklich abzunehmen, disziplinierter zu sein und dauerhaft Ihr Gewicht beizubehalten. Sie haben es sich in den Kopf gesetzt: Dieses Mal wollen Sie es schaffen! Und tatsächlich: Bravo! Die Diät scheint ein voller Erfolg zu sein. Schon nach ein paar Wochen wiegen Sie gleich ein paar Kilos weniger. Der gleiche Effekt wie beim letzten Mal tritt ein: Sie werden bewundert, fühlen sich gut und sind wieder frohen Mutes, es dieses Mal gepackt zu haben. Auch *nach* der Diät halten Sie Ihr Gewicht noch eine ganze Weile.

Springen wir aber wieder in die Zukunft und schauen ein paar Monate oder ein Jahr weiter, so müssen Sie sich eingestehen, dass Sie zwar zunächst abgenommen haben, jedoch anschließend Ihr altes Gewicht wieder erreicht oder es sogar überschritten haben. Sie sind wieder ganz am Anfang und stehen mit Ihrem Gewicht vielleicht sogar noch schlechter da als zuvor.

Der Zyklus wiederholt sich immer wieder: neue Diät, abnehmen, besser fühlen, zunehmen, meist noch mehr wiegen und sich wieder schlechter fühlen.

Je nachdem wie hoch Ihre Frustrationstoleranz ist, wiederholen Sie diesen Zyklus einmal, zweimal, x-mal, und nehmen am Ende immer mehr zu. Dass dieses Diät-Karussell nicht unbedingt Ihren Selbstwert stärkt und Sie glücklich macht, ist irgendwie klar. Dennoch halten Sie bis zuletzt und trotz aller erlebter Niederlagen an dem Glauben und der Hoffnung fest, Ihr Leben durch eine Diät zum Positiven wenden und mit einer anderen Figur wieder glücklich(er) werden zu können.

Aber geht das überhaupt, dauerhaft das Gewicht zu verändern? Und macht eine andere Figur, uns wirklich glücklich(er)?

Sie werden auf den folgenden Seiten lesen, dass der Wunsch glücklich zu sein und der Glaube daran, sein Gewicht dauerhaft senken zu können, Menschen eigentlich erst dazu bringt, Diäten zu machen. Dabei haben Diäten genau das Gegenteil zur Folge: Man wird richtig unglücklich und nimmt immer weiter zu.

Wer will nicht glücklich sein?

Ganz ehrlich: Sie doch auch! Fragen Sie sich doch selbst oder Freunde, warum sie Diäten machen. „Weil ich abnehmen will!" kommt selbstverständlich oft als Antwort. Und wenn Sie weiterfragen, was denn dann passiert, wenn man schließlich seine Traumfigur hat, werden Sie am Ende bestimmt immer bei folgender Antwort landen: „Ich will mich einfach wieder besser fühlen und (wieder) glücklich sein."

Es ist aber ein Trugschluss zu denken, dass die eigene Figur uns den Zutritt zu einem Leben in Glück und Zufriedenheit verwehrt.

Überprüfen Sie anhand der folgenden Liste einmal, wie sehr Sie selbst daran glauben und sich von diesem Irrtum in Ihrem Alltag bestimmen lassen. Setzen Sie hinter die Aussagen, die für Sie zutreffend sind, wieder einen Haken, markieren Sie sie oder schreiben Sie sich dazu Notizen in Ihr Lesetagebuch.

Welcher Aussage stimme ich zu?

Wenn ich erst so und so viele Kilo wiege, dann …

- … kann ich mich wieder ins Schwimmbad trauen.
- … kann ich mich wieder mit alten Freunden treffen.
- … sehe ich besser aus.
- … kann ich mich überall blicken lassen.
- … werde ich viel erfolgreicher sein.
- … werde ich meinen Traumjob bekommen.

- … werde ich endlich berühmt werden.
- … werde ich nicht mehr so schüchtern sein.
- … werde ich wieder mehr Sport machen können.
- … werde ich mehr Sex haben.
- … finde ich nach meiner langen Sucherei endlich meine/n Traumpartner/in.
- … werde ich eine ausgezeichnete Gesundheit haben.
- … werde ich beliebt sein.
- … werde ich wieder glücklich(er) sein.

Wie sehr Sie Glück, Erfolg und Anerkennung von Ihrem Gewicht und Ihrer Figur abhängig machen, ist Ihnen bestimmt nach der letzten Übung klargeworden. Wir denken erst unser Idealgewicht erreichen oder unsere Traumfigur erlangen zu müssen, bevor wir glücklich und erfolgreich sein können. Und dabei schieben wir die Erfüllung unserer Wünsche und Träume bis zu einem vagen und unsicheren Zeitpunkt, der irgendwo in der Zukunft liegt, hinaus. Wie lange wird es bis dahin wohl noch dauern? Wochen? Monate? Jahre? Wir erdulden tatsächlich lieber langwierige, frustrierende und kraftzehrende Diäten oder Sportprogramme, weil wir denken, eines Tages *den* perfekten Körper zu haben, der die große, positive Wende in unser Leben bringen soll, als Glück und Zufriedenheit im Hier und Jetzt zu entdecken. Wir opfern unser Lebensglück, das wir im Hier und Jetzt erfahren können, einer ungewissen Zukunft, von der wir noch nicht einmal wissen, ob und wann sie eintritt, geschweige denn, dass wir sagen könnten, dass sie überhaupt besser sein wird.

Zufriedenheit und Glück schieben wir auf und opfern unser Leben im Hier und Jetzt lieber einer ungewissen Zukunft.

Was versprechen wir uns von dieser Zukunft? Ist es beruflicher Erfolg, den Sie sich schon solange wünschen, weil Sie sich in

Ihrem Job unterfordert fühlen oder Ihr Chef Ihre Leistungen nicht anerkennt? Denken Sie, dass Sie mit einem geringeren Gewicht mit einem Mal selbstbewusster werden und vor Ihren Kollegen und Vorgesetzen besser Ihre Interessen durchsetzen können? Oder glauben Sie mit einer besser aussehenden Figur endlich Ihren Traumpartner oder Ihre Traumpartnerin zu finden? Werden Sie denn dann wirklich weniger schüchtern sein und leichter auf Menschen zugehen können? Vielleicht kommen Ihnen jetzt ein paar Zweifel, und Sie fragen sich, warum Sie solange damit warten sollen, etwas an Ihrer Situation zu verbessern, wo Sie doch gleich damit beginnen können. Das ist absolut richtig. Denn in Wirklichkeit schieben wir meistens die Lösung unserer Probleme nur vor uns her, obwohl wir sie auch schon im nächsten Moment angehen könnten.

Dazu haben wir manchmal auch noch übertriebene oder unrealistische Vorstellungen davon, was alles passieren wird, wenn wir endlich unsere Traumfigur erlangt und unser vermeintlich ideales Gewicht erreicht haben. Machen Sie sich doch in der folgenden kleinen Übung einmal bewusst, welche Erwartungen Sie selbst an die so sehr erstrebte 1%-Figur knüpfen.

Was ich mir selbst von meiner Traumfigur und einem idealen Gewicht verspreche

Holen Sie sich ein Blatt Papier und einen Stift, und suchen Sie sich einen ruhigen Platz. Stellen Sie sich nun vor, wie Sie aussehen, wenn Sie Ihre Traumfigur endlich erreicht haben. Überlegen Sie sich mit diesem Bild vor Augen, welche großartigen Dinge jetzt passieren werden, die Sie sich schon immer gewünscht haben. Notieren Sie sich 3–5 Punkte. Schauen Sie sich anschließend Ihre Liste noch einmal sehr kritisch an und stellen Sie sich dabei folgende Fragen:

- Werden diese Dinge wirklich eintreffen, nur weil ich mein Aussehen verändert habe?
- Gibt es nicht auch effektivere und sinnvollere Dinge, die

ich heute schon unternehmen könnte, um der Erfüllung meiner Wünsche Schritt für Schritt näher zu kommen? Wenn ja, was wäre das?

- Kann ich in mein Lesetagebuch vielleicht schon einzelne Etappen in Stichpunkten notieren, bis wann ich was erreicht haben will? Gibt es nützliche Strategien dafür? Kann ich mir irgendwo notwendige Informationen oder Unterstützung holen? Gibt es Organisationen oder Menschen in meinem Netzwerk, die mir dabei helfen könnten, meine Ziele schneller und leichter zu erreichen?

Dauerhaft Gewicht und Körperform ändern – geht das?

Nach dem letzten Kapitel mit anschließender Übung lohnt es sich, auf die Frage in der Überschrift nach einer Antwort zu suchen. Denn ohne eine wirkliche Aussicht darauf, dass man es schaffen kann, sein Körpergewicht dauerhaft zu verändern, macht es wenig Sinn, eine Diät zu machen. Wenn Sie sich dazu entschieden haben, es mit einer Diät zu versuchen, so waren Sie bislang fest davon überzeugt, dass Sie dieses Ziel auch erreichen konnten. Sie würden ja nicht auf die Idee kommen, Dinge ändern zu wollen, von denen Sie wissen, dass das bei diesen Dingen gar nicht geht.

Ihnen ist beispielsweise klar, dass man nicht (ohne schwerwiegende chirurgische Eingriffe) seine Körpergröße ändern kann. Und aus genau diesem Grund gibt es auch keine Gymnastikprogramme zur Erhöhung der Körpergröße oder so etwas wie „Height Watchers", die einem in Ortsgruppen dabei helfen, noch ein Stück zu wachsen. Dass Sie Ihre Körpergröße nicht ändern können, ist ein Fakt, und darum lernen Sie Ihren Körper mit seiner natürlichen Körperlänge zu akzeptieren und sich damit wohlzufühlen. Ihnen käme deshalb auch keinesfalls in den Sinn, Ihren Alltag mit irgendwelchen Restriktionen zu belasten und Ihre Freiheit einzuschränken, weil Sie die Zeit anvisieren, wo Sie den magischen Moment erreicht haben, an dem Sie endlich 10 Zentimeter größer sind, Ihr Leben endlich gut werden wird und Sie glücklich sein dürfen.

Wie ist es aber bei Gewicht und Körperform? Die Tatsache, dass Diäten und Abnehmprogramme existieren, lässt uns doch annehmen, dass es möglich ist, da nachhaltig etwas zu verändern. Was aber, wenn dies gar nicht der Fall ist? Und es ebenso wenig geht, Ihr „natürliches" Gewicht dauerhaft zu verändern, wie Ihre Körpergröße nach oben zu schrauben.

Wie würde sich mein Leben verändern, wenn es gar nicht möglich ist, mein Traumgewicht zu erreichen?

Wie würden Sie dann über Diäten und Ernährungsprogrammen denken? Würden Sie auch weiterhin Ihre Gedanken und Ihre Lebenskraft dafür verschwenden, rigoros Ihr Gewicht ändern zu wollen? Würden Sie fortfahren damit, herumzuspinnen, was Gutes passieren wird, wenn Sie endlich, in ferner Zukunft, Ihr Ziel erreicht hätten? Natürlich nicht! Sie würden es sein lassen und Ihr Leben würde sich grundlegend ändern. Überlegen Sie einmal: Würde es sich nicht besser anfühlen, wenn Sie sich nicht mehr diesem Diät- und Gefühlskarussell aussetzen müssten? Wie würde sich dann Ihr Leben ändern und in welche Richtung *Sie* sich selbst? Hätten Sie dann auch eine andere Meinung über Menschen, die sie immer schon als zu dick oder zu dünn empfanden?

Um Ihr Nachdenken über all diese Fragen noch ein wenig mehr anzuregen hier zum Schluss noch eine kleine Anekdote:

Vor Kurzem hatte ich ein sehr interessantes Gespräch mit einer Freundin, die recht schlank ist. Sie meinte, dass ihre Ernährung vermutlich von jedem Ernährungsberater als ziemlich „ungesund" eingestuft werden würde. Sie esse jeden Tag viel weißen Reis, Weizentoast und Fleisch, und sie verabscheue jegliche Vollkornprodukte. Was und wie sie essen würde, fügte sie hinzu, würde aber dennoch niemanden interessieren, einfach weil sie schlank sei. Sie fragte mich, wie andere Menschen wohl auf ihre Essgewohnheiten reagieren würden, wenn Sie 15 Kilo mehr wiegen würde. „Die meisten Menschen werden wahrscheinlich denken: ‚Schau sie dir doch an, kein Wunder, dass sie so aussieht, sie isst ja den ganzen Tag nur dieses ungesunde Zeug!'", antwortete ich.

Die Geschichte zeigt, dass wir andere Menschen (uns selbst übrigens auch) aufgrund unserer Überzeugung beurteilen, dass man sein natürliches Körpergewicht dauerhaft ändern kann, wenn man nur will. Die fehlende Reaktion der Mitmenschen auf die Ernährung meiner schlanken Freundin legt nahe, wie unfair und unlogisch diese Beurteilungen sein können.

Die Schlüsselfrage auf dem Weg zu Ihrem Glück lautet deshalb nach wie vor: Wie würden *Sie* sich verändern, wenn Sie nicht mehr die Beurteilungen anderer fürchten müssten und Ihr Körpergewicht denselben Stellenwert haben würde wie Ihre Schuhgröße? Sie müssen diese Frage für sich natürlich noch nicht abschließend beantworten und können sie weiterhin im Kopf behalten oder sich an dieser Stelle die Zeit nehmen, sich ein paar Notizen dazu in Ihr Lesetagebuch zu machen.

Im nächsten Kapitel wollen wir näher hinschauen und das Geheimnis lüften, ob die Idee, die hinter all den Abnehmdiäten steckt, aufgeht.

Was für ein Prinzip steckt hinter Schlankheits-diäten?

Diäten sollen dazu führen, dass man sein Wunschgewicht erreicht und beispielsweise an Gewicht abnimmt. Dabei verliert man idealerweise seine Fettreserven und nicht die Muskulatur seines Körpers.

Das Prinzip, nach dem Abnehmdiäten funktionieren sollen, ist eigentlich immer dasselbe, es beruht auf dem der Energiebilanz. Jeden Tag verbraucht unser Körper eine bestimmte Menge an Energie, z. B. wenn wir Sport machen, sitzen, denken oder einfach nur liegen. Und je nachdem wie anstrengend die Aktivität ist, die wir ausführen, desto mehr oder weniger Energie benötigt unser Körper. (Die verbrannte Energie wird meist in Kalorien angegeben. Kalorien sind eine Maßeinheit, genau wie Liter, Gramm oder Sekunde. Wenn man über Ernährung spricht, redet man zwar von „Kalorien", meint damit aber in Wirklichkeit „Kilokalorien". Der Einfachheit halber und um die landläufig gewohnte Bezeichnung beizubehalten, verwende ich in diesem Buch ebenfalls das Wort „Kalorien".)

Abnehmdiäten basieren auf dem Prinzip der Energiebilanz.

Die Idee hinter jeder Diät ist nun, dass man seinem Körper weniger Energie in Form von Nahrung zuführt, als er eigentlich benötigt. Und so soll es mit dem Abnehmen funktionieren: Ihr Körper bekommt durch Ihre Nahrungsaufnahme zu wenig Energie, es entsteht ein Energiedefizit und dadurch soll Ihr Körper dazu gebracht werden, die fehlende Energie wiederum aus Ihren Fettreserven zu beziehen. Das ist die erste Abnehmstrategie. Die zweite rät, das Energiedefizit des Körpers durch verstärkten Energieverbrauch zusätzlich zu steigern, damit noch mehr Fett verbrannt wird. Sie sind also dazu aufgefordert, Ihr Sportpensum zu erhöhen. Die Rechnung ist einfach:

**Je größer Ihr Energiedefizit ist,
desto mehr Fett werden Sie verlieren.**

Mit einer strengen Diät dieser Art, so hat man oft schon gehört, kann man durchaus 1 Kilo Fett pro Woche abnehmen. Macht man ein solches Programm 10 Wochen lang, hat man 10 Kilo abgenommen. Nimmt man nach der Diät nur noch genauso viele Kalorien zu sich, wie man auch tatsächlich verbrennt, wird man sein neues Gewicht halten können. *Soweit die Theorie jedenfalls.*

In gewissem Rahmen funktionieren auf diese Weise sehr viele Diäten, allerdings nur für eine gewisse Zeit. Sie richten Ihre Ernährung an einem vorgegebenen Plan aus und werden feststellen, dass Ihr Gewicht sinkt. Je nach Diätprogramm machen Sie zeitgleich auch noch wesentlich mehr Sport als sonst, was Ihren Gewichtsverlust beschleunigt. Es kann sein, dass Sie in der ersten Woche sogar schon 1–2 Kilo an Gewicht verlieren. Danach geht es meist langsamer. Dennoch ist es durchaus machbar, pro Woche sein Gewicht um 1 Kilo zu reduzieren.

Im Spiegel werden Sie schnell die Unterschiede bemerken: Sie sind schlanker. Durch Ihr Fitness-Training haben Sie Ihre Muskeln aufgebaut. Und nach ungefähr vier Wochen beginnen auch Ihre Freunde, die Veränderungen an Ihnen zu bemerken. Das ist der Zeitpunkt, an dem Sie gefragt werden, ob Sie abgenommen haben. (Sie erinnern sich … und jetzt beginnt sich wieder das Karussell zu drehen.) Ihre Freunde machen Ihnen Komplimente und ermutigen Sie vielleicht sogar weiterzumachen. Wenn Sie es dann schaffen, bis zur sechsten oder achten Woche durchzuhalten, werden sogar entfernte Bekannte sehen, dass Sie sich körperlich verändert und abgenommen haben. Sie werden bemerken, dass Sie selbst auf Fremde anders zugehen und diese es umgekehrt bei Ihnen auch tun.

Spätestens zu diesem Zeitpunkt, wenn Sie diese Auswirkungen an dem Verhalten Ihrer Mitmenschen feststellen, werden Sie die ersten Wochen Ihrer Diät als klaren Erfolg verbuchen und Ihr neu gewonnenes Wohlgefühl und Ihren Gewichtsverlust der Wahl des passenden Abnehmprogramms zuschreiben. Wahrscheinlich empfehlen Sie Ihre Diät nun auch Ihren Freunden weiter. Nach einer gewissen Zeit werden Sie beschließen, Ihre Diät zu beenden und zu einem langfristigen Ernährungsplan zu wechseln. Sie fangen wieder an, Dinge zu essen und zu trinken, die Sie während Ihrer Diät nicht zu sich genommen haben. Und dabei haben Sie den festen Vorsatz, Ihr neues Gewicht halten zu wollen. Nichts leichter als das, denken Sie, Sie kontrollieren ja schließlich jetzt Ihre Nahrungsaufnahme und blicken zuversichtlich in die Zukunft. Bis zu jenem Zeitpunkt, an dem Sie feststellen müssen, dass Ihr Gewicht wieder ansteigt.

Darüber sind Sie erschrocken und Sie fragen sich, wie das sein kann: Ihr Gewicht steigt, selbst dann, wenn Sie *nicht* so essen wie vor Ihrer Diät. Ihnen kommen Zweifel und Ihr Gewicht wird weiter steigen. Bald schon sind Sie dort wieder angelangt, wo Sie mit Ihrer Diät gestartet sind – und unter Umständen überschreiten Sie es nun vielleicht sogar. Sie fühlen sich wie ein Versager und schlecht. (Sie sind an demselben Punkt, den ich bereits an früherer Stelle beschrieben habe.) Sie denken, dass die Diät funktioniert hat, *Sie* aber zu schwach sind und nicht das nötige Durchhaltevermögen haben. An dieser Stelle heiße ich Sie herzlich willkommen in der Achterbahn des Jo-Jo-Effekts!

Mit jeder neuen Diät-Runde steigt Ihr Gewicht und Sie verlieren immer mehr an Selbstachtung und Selbstbewusstsein.

Nach dem Einsetzen des Jo-Jo-Effektes halten Sie dennoch weiter an der Idee fest, dass die Diät am Anfang schon funktioniert hat, irgendwann aber nicht mehr die richtige für Sie war. Und dann, als Sie von einer neuen Diät hören, mit der ein Bekannter zurzeit erfolgreich abnimmt, überlegen Sie, ob es nicht Zeit für einen neuen Anlauf wäre. Sie sammeln neuen Mut und kaufen sich zur Motivation ein Buch über das Diät-Konzept und legen los. Sie nehmen erneut ab. Was für ein Glück, die Diät scheint zu funktionieren! Sie beenden die Diät, nehmen aber wieder zu und geben sich selbst wieder daran die Schuld. Wieder haben Sie es nicht gepackt, wieder fühlen Sie sich wie ein Versager.

Das Tückische an Diäten ist aber nicht nur der Jo-Jo-Effekt, sondern auch, dass wir uns immer mehr von uns selbst entfernen.

Nach und nach vergessen wir während unseres Diätmarathons, wie es damals war, als wir uns noch keine Gedanken übers Essen und Trinken gemacht haben. Dieser schleichende Effekt, den wir vielleicht gar nicht so bewusst wahrnehmen, ist noch viel schlimmer als das ewige Auf-und-Ab. Denn Diäten untergraben systematisch unser Selbstbewusstsein, unser Körper- und Selbstwertgefühl.

Während der Diät haben Sie sich gut gefühlt, weil Sie abgenommen haben. Ihre Freunde und Ihre Familie haben Sie dabei unterstützt. Sie haben dieses Hochgefühl Ihrem veränderten Körper und dem Wirken der Diät zugeschrieben. Es ist aber *normal*, dass man nach einer Diät wieder zunimmt. Ich werde Ihnen später noch erklären, warum das so ist, und das ist *immer* so. *Dass Sie nach einer Diät wieder zunehmen, liegt also keinesfalls an Ihnen oder an Ihrer vermeintlichen Willensschwäche, sondern die Diät selbst verursacht, dass Sie hinterher wieder zunehmen.* Geben Sie sich also nicht die Schuld daran! Und denken Sie auch nicht weiterhin, dass die nächste oder eine andere Diät die Lösung Ihres Gewichtsproblems sein könnte.

Der Jo-Jo-Effekt macht es deutlich: Die Diäten und der Irrsinn der 1%-Körper sind schuld an unserem Misserfolg.

Der Jo-Jo-Effekt hätte uns schon längst mit der Nase darauf stoßen können. Wie konnten wir nur bislang so hartnäckig übersehen, dass die Diäten selbst in Verbindung mit der Idee von dem nicht erreichbaren Ideal der 1%-Körper das Problem sind? Warum es überhaupt zum Jo-Jo-Effekt kommt, werden Sie im nächsten Kapitel erfahren.

Woher kommt der Jo-Jo-Effekt?

Der Jo-Jo-Effekt ist ein unausweichlicher Bestandteil jeder Diät. Das liegt zum einen daran, wie unser Körper von Natur aus gebaut ist, und zum anderen an den Diäten selbst. Wie schon erwähnt ist die Theorie zur Gewichtsreduzierung relativ unkompliziert: Einfach weniger essen, Fett verbrennen und abnehmen, und eventuell durch ein wenig mehr Sport das Ganze noch beschleunigen! Aber diese Theorie ist *zu* einfach. In Wirklichkeit werden unser Körpergewicht und unsere Figur überwiegend durch unsere Gene bestimmt. Und dementsprechend sind der Aufbau und das Aussehen unseres Körpers nichts, was wir beliebig und dauerhaft nach unserem Willen formen und gestalten können, ohne dabei an Körper und Geist Schaden zu nehmen.

Wie aber können unsere genetischen Anlagen bestimmen, wie groß unsere Fettreserven sind und welche Figur wir haben? Um das zu verstehen, muss man wissen, dass der Körper in sehr vielen Bereichen und Organen mit sogenannten *Sollwerten* arbeitet. Sie können das mit einer Zentralheizung in einem Haus vergleichen. An einem Regler stellen Sie z. B. eine Temperatur von 21 °C ein. Ein kleiner Computer sorgt dann dafür, alle Heizungen so zu regulieren, dass die 21 °C überall im Haus erreicht werden.

Lassen Sie es sich gesagt sein: Unser Körper liebt es, mit solchen Sollwerten zu arbeiten. Denken Sie nur an die Körpertemperatur des Menschen. Hier können Sie direkt erkennen, wie genau der Körper imstande ist, einen Wert, der ihm wichtig ist, zu halten und zu regulieren. Unsere menschliche genetisch verankerte Solltemperatur liegt bei ca. 36,5 °C. Werden wir zu heiß, beginnen wir zu schwitzen, werden wir zu kalt, beginnen wir zu zittern. Und so gibt es Tausende von verschiedenen Sollwerten, die der Körper selbstständig einhält, ohne dass Sie sich jemals darüber Gedanken machen müssten.

Genau wie unser Körper aber eine klare Vorstellung davon hat, welche Temperatur er benötigt, ist in ihm auch genetisch angelegt, wie dick oder dünn er im Idealfall sein sollte, um Gesundheit und Überleben des jeweiligen Menschen zu sichern. Im Normalfall schwankt unser Gewicht mit ein paar Kilo Unterschied um diesen Sollwert herum. Welches Gewicht die aktuelle Mode- und Schönheitsindustrie als schön und erstrebenswert propagiert, ist Ihrem Körper im Übrigen herzlich egal. Denn Ihre Gene haben ihre eigenen Vorstellungen davon, was Ihr Gewichts-Sollwert ist. Liegen Sie darunter, bekommen Sie mehr, liegen Sie darüber, haben Sie weniger Hunger.

Das individuelle „natürliche“ Gewicht eines jeden Menschen wird durch einen Sollwert im Körper vorgegeben.

Wenn Sie nun eine Diät machen und abnehmen, passiert Folgendes: Je weiter Sie mit Ihrem Gewicht Ihren genetisch vorbestimmten Sollwert unterschreiten, desto mehr Hunger bekommen Sie. Sobald Sie Ihre Diät unterbrechen oder damit aufhören und wieder normal essen – also das, worauf Sie Lust haben –, geht Ihr Gewicht sofort wieder zu dem genetischen Sollwert zurück. Denken Sie an das Beispiel mit der Zentralheizung! Wenn Sie die eingestellte Temperatur zu warm finden, das Fenster aufreißen und kalte Luft hineinlassen, wird der kleine Heizungscomputer gleich damit anfangen, die Temperatur aller Heizungen im Haus zu erhöhen, damit möglichst schnell wieder der voreingestellte Sollwert erreicht wird.

Und jetzt kommt die schlechte Nachricht für alle Menschen, die in Ihrem Leben schon viele Diäten gemacht und daran große Hoffnungen geknüpft haben: Es scheint überhaupt nicht möglich zu sein, den Gewichts-Sollwert herunterzudrehen. Anders herum, ist es aber möglich, durch bestimmte Verhaltensweisen zu bewirken, dass sich der Sollwert nach oben verstellt.

Unser Gewichts-Sollwert kann nicht nach unten, wohl aber durch bestimmtes Verhalten nach oben korrigiert werden.

Eine Studie hat nachgewiesen, dass sich nach einer Diät mehr appetitanregende Hormone im Blut befinden als vorher. Noch *ein Jahr* nach der Diät ist dieser Hormonspiegel erhöht! Anders ausgedrückt: Eine Diät löst aus, dass die Menschen, die sie durchgeführt haben, noch ein ganzes Jahr später mehr Hunger verspüren als vorher.

Wie unfair, denken Sie jetzt vielleicht, aber aus der Sicht Ihres Körpers ist diese Regulierungsmaßnahme nur verständlich. Versetzen Sie sich mal in seine Lage: Ihr Körper macht die Erfahrung, dass über Jahre hinweg regelmäßig eine Hungersnot ausbricht – leider kann er nicht zwischen einer echten Hungersnot und der neuesten Kohlsuppendiät unterscheiden. Daraus nimmt er mit, dass es besser ist, vorsorglich immer 5–10 Kilo mehr auf den Rippen zu haben, denn er weiß nur zu gut: Die nächste Hungersnot kommt bestimmt. Also dreht er von ganz alleine den Gewichts-Sollwert immer weiter nach oben. Das ist auch der Grund, warum Menschen, die über Jahre hinweg Diäten machen, immer mehr zunehmen.

Lebenslange Diät würde auch nicht helfen, wir würden nur immer weiter zunehmen.

Sollten Sie also ein Gewicht anstreben, welches unterhalb ihres natürlichen Sollwertes liegt, den Ihr Körper und Ihr Erbgut für Sie vorgesehen haben, wären Sie dazu verdammt, eine *lebenslange Diät* ohne Unterbrechung zu halten. Sie müssten für immer weniger essen, als Sie Hunger haben, und auf Dinge verzichten, auf die Sie vielleicht Lust verspüren. Und selbst dann haben Sie keine Chance zu verhindern, dass Ihr Körper beginnt für schlechte Zeiten Energie anzusparen. Sie werden trotz Ihrer immerwährenden Diät wieder zunehmen und sich zusätzlich schwach, müde und träge fühlen.

Wir lernen daraus: Es ist nicht möglich, weder mit einem Gewaltakt noch mit extremer Willenskraft gegen die voreingestellten Werte in unserem Körper vorzugehen, ohne dabei dauerhaft Schaden zu nehmen. Denn sobald Ihr Körper merkt, dass einer seiner Sollwerte nicht eingehalten wird, wird er Sie mit rabiaten Mitteln gnadenlos dazu zwingen, dahin zurückzukehren. Widerstand zwecklos!

Gegen die Sollwerte unseres Körpers haben wir keine Chance, er lässt sich von nichts und niemand überrumpeln.

Das können Sie sich sehr gut an folgendem Beispiel veranschaulichen:
Stellen Sie sich vor, Sie entscheiden, nicht mehr zu atmen. Sie gehen in ein Schwimmbad, tauchen dort ins Becken ein, bleiben unter der Wasseroberfläche und halten die Luft an. Sie werden ganz schnell mitkriegen, dass Ihr Körper eine ziemlich genaue Vorstellung davon hat, wie viel Sauerstoff er im Blut haben möchte. Sicher, Sie können es mit all Ihrer Willenskraft ausprobieren ... Sie sitzen also da unten auf dem Boden des Schwimmbeckens und denken zu anfangs noch „Hm, läuft doch eigentlich sehr gut! Ich bin schon 15 Sekunden unter Wasser!“ Aber schon nach 40 Sekunden nehmen Sie wahr, dass

es ziemlich anstrengend wird und immer schwerer auszuhalten ist. Da Sie aber glauben, Ihren Körper mit Ihrer Willenskraft bezwingen zu können, denken Sie sich, dass Sie jetzt nur durchhalten müssen, und er es schon akzeptieren lernen wird, was Sie von ihm verlangen. Aber ab einem bestimmten Zeitpunkt wird für Sie das Bedürfnis zu atmen zu einem unüberwindbaren Drang. Alles in Ihnen sträubt sich, weiter unter Wasser zu bleiben. Sie können keinen klaren Gedanken mehr fassen, dann hören Sie ganz auf zu denken und reagieren nur noch: Ihre Muskeln spannen sich an, Sie schießen zurück an die Wasseroberfläche und holen hastig in tiefen Zügen Luft. Das zu tun, haben Sie nicht mit Ihrem Willen entschieden. Sie haben nicht vorher darüber nachgedacht, dass es eine gute Idee wäre, nun wieder zu atmen. Nein, aufzutauchen, dazu hat allein Ihr Körper Sie gebracht, der sich mit aller Macht holen wollte, was er dringend braucht!

Fragen Sie sich das einmal: Sie würden sich nach diesem Experiment doch nicht selbst die Schuld am Scheitern des Tauchexperiments geben, oder? Und bestimmt würden Sie auch nicht denken, dass Sie ein undisziplinierter, willensschwacher Mensch wären. Vielmehr würden Sie erkennen, dass es auf keinen Fall Sinn macht, sich vorzunehmen, mit dem Atmen aufzuhören und die Grundbedürfnisse Ihres Körpers mit Willenskraft zu bekämpfen.

**Versuchen wir mit Willenskraft oder Gewalt gegen die Grundbedürfnisse unseres Körpers (und seine Sollwerte) vorzugehen,
wird er uns dazu bringen, das zu tun,
was für uns gut und zum Überleben
notwendig ist.**

Wie bekommen Sie aber nun heraus, wo Ihr eigener „natürlicher“ Gewichtssollwert liegt? Das herauszufinden, ist relativ einfach, denn Ihr Körper hat Sie mit einem wunderbaren Hilfsmittel ausgestattet. Dieses wird Ihnen direkt mitteilen, wie viel Energie in Form von Nahrung Sie jeweils zu sich nehmen sollen, um das Gewicht zu erreichen, welches Ihr Erbgut für Sie vorgesehen hat: Es ist der Hunger.

Hunger zu verspüren, hilft uns, richtig zu essen und langfristig unser natürliches Gewicht zu erreichen.

Sie müssen also nur auf Ihren Hunger hören und essen, wenn Sie hungrig sind, und damit aufhören, wenn Sie satt sind. Praktizieren Sie das über eine längere Zeit hinweg, werden Sie über kurz oder lang Ihr persönliches natürliches Gewicht erreichen. Wenn Sie über Ihrem Gewichts-Sollwert liegen, werden Sie abnehmen, wenn Sie darunter liegen, vielleicht ein wenig zunehmen. Auf den eigenen Hunger zu hören, ist der erste Schritt, wieder ein natürliches Verhältnis zum Essen und Trinken, zur eigenen Ernährung, zu bekommen.

Zusammenfassung

- Menschen machen Diäten, weil sie sich besser fühlen wollen. Tatsächlich fühlen sie sich aber dadurch schlechter.
- Sie machen Diäten, weil sie denken, dass es möglich ist, das eigene Körpergewicht dauerhaft zu ändern. Faktisch ist das aber gar nicht möglich.
- Während einer Diät nimmt man ab. Danach nimmt man aber wieder zu. Mit jeder weiteren Diät sogar immer noch ein wenig mehr.
- Der eintretende Jo-Jo-Effekt wird *nicht* durch die eigene Willensschwäche verursacht, sondern er ist unumgänglicher Bestandteil *jeder* Diät.
- Jeder hat einen eigenen und individuellen Gewichts-Sollwert. Diesen dauerhaft zu unterschreiten, ist nicht möglich. Der Körper wird sich dagegen wehren.
- Diäten wertet der Körper als Hungersnot. Deshalb setzt er bei längeren Diät-Zyklen den Gewichts-Sollwert immer höher, was eine weitere Gewichtszunahme nach sich zieht.
- Fazit: Diäten funktionieren nicht und haben auch noch nie funktioniert.
- Wie Sie Ihr eigenes natürliches Gewicht erreichen, das in Ihnen genetisch angelegt ist, geht einfach: Essen Sie, wenn Sie Hunger haben, und hören Sie auf, wenn Sie satt sind.

Empfehlung: Fragen Sie niemanden mehr, ob er abgenommen oder eine Diät gemacht hat!

„Hast Du abgenommen?“ – Versuchen Sie einfach einmal, das Gewicht und die körperlichen Veränderungen Ihres Gegenübers nicht zum Thema zu machen!

Während ich meine unterschiedlichen Diäten gemacht habe, passierte es öfter, nachdem ich wieder einmal abgenommen hatte, dass entfernte Bekannte und auch enge Freunde mich fragten, ob ich denn abgenommen hätte. Damals habe ich mich darüber gefreut, dass jemand meine Anstrengungen bemerkte. Kamen genug dieser Komplimente, so war das für mich wie ein regelrechter Höhenflug. Nachdem ich aber die Diät wieder beendet hatte, nahm ich wieder zu und die Komplimente verstummten. Das hat mir immer ein sehr schlechtes Gefühl gegeben und mir Glauben gemacht, ich sei selbst verantwortlich für mein Versagen. Das Ausbleiben der Komplimente war für mich der beste Beweis, dass andere auch bemerkt hatten, dass ich wieder zugenommen hatte, zu schwach gewesen war und wieder von vorne anfangen musste.

Vielleicht können Sie aus dieser Erfahrung etwas mitnehmen: Wenn wir einen anderen Menschen fragen, ob er abgenommen hat, so meinen wir das zwar als Kompliment, aber in Wirklichkeit tun wir ihm damit keinen Gefallen. Denn neben dem gut gemeinten Kompliment steht auch immer die Aussage im Raum, dass der andere zuvor, so wie er vorher ausgesehen hat, nicht „in Ordnung" gewesen ist. Jemanden zu fragen, ob er abgenommen hat, ist also im eigentlichen Sinne keine nette Geste und schon gar kein Kompliment. Sie ahnen nicht, wie sehr Sie Ihr Gegenüber damit verletzen können und was das bei ihm imstande ist, auszulösen.

Körper, Aussehen und die Statur eines Menschen sollten nicht zur Diskussion oder Beurteilung stehen. Das gilt für Sie selbst wie für Ihre Mitmenschen.

Nehmen Sie sich *ab sofort* einmal vor, keine Person mehr zu fragen, ob sie abgenommen und eine Diät gemacht hat. Wenn Sie unbedingt ein Kompliment machen möchten, dann sagen Sie ihr einfach, dass es schön ist, mit ihr Zeit zu verbringen und Spaß zusammen zu haben. Sagen Sie Ihrem Gegenüber, was Sie an ihr oder ihm schätzen! Wenn Sie selbst gefragt werden, ob Sie abgenommen haben, antworten Sie am besten, dass Sie es nicht wissen und darauf nicht achten. Überlegen Sie sich vorher, wie Sie reagieren möchten, wenn Sie gefragt werden. Ich antworte in der Regel, dass ich es nicht sagen kann, weil ich meine Waage verbannt habe, und es mich nicht weiter interessiert.

Ab nächstem Kapitel werden wir uns der Ernährung zuwenden und uns damit beschäftigen, was eigentlich „gesund" ist, und wie wir herausfinden, was wir am besten essen oder trinken, damit es uns richtig gut geht. Unser Hungergefühl und unser ganz persönlicher Appetit auf bestimmte Dinge spielen dabei eine große Rolle, unser natürliches Gewicht zu erreichen. Ich wünsche Ihnen viel Spaß bei der nächsten großen Etappe auf dem Weg mehr darüber zu erfahren, wie Sie dahinkommen, wieder „normal" zu essen.

WAS IST EIGENTLICH „GESUND“?

Was für uns gut ist, bringt uns gute Gefühle

In der ersten Hälfte dieses Buches haben Sie lesen können, warum Diäten nicht funktionieren und bei einem grundsätzlich gesunden Menschen eher Schaden anrichten, als zu seiner Gesundheit und einem glücklichen Leben beizutragen. Vielleicht haben Sie, nachdem Sie davon Kenntnis bekommen haben, für sich schon entschieden, dass Diäten nicht der richtige Weg für Sie sind. Vielleicht sind Sie aber noch unsicher, es mit dem „normal“ essen auszuprobieren und wollen erst einmal wissen, wie das überhaupt gehen soll. Egal an welchem Punkt Sie jetzt stehen, Sie möchten sich darüber informieren, was Sie nun essen sollen oder können und was nicht. Genau genommen handelt es sich dabei um die schwierigsten Fragen der Ernährung überhaupt: *Was soll man essen und trinken? Was ist gesund?*

Wahrscheinlich sind diese Fragen Ihnen nicht neu und schon zu einem früheren Zeitpunkt gekommen, als Sie beschlossen haben, Ihr Gewicht zu ändern und aus welchen Gründen auch immer ab- oder zuzunehmen. Und ich nehme an, Sie haben ebenso wie ich die Erfahrung gemacht, dass man nicht lange nach Antworten auf diese Fragen suchen muss. Ähnlich wie bei der Frage nach der richtigen Diät strömen sie nur so auf einen ein, hat man sich erst einmal auf die Suche gemacht: Zeitschriften, Ministerien, Fernsehköche, Ernährungsberater, Freunde, Experten, Ratgeberbücher – alle versuchen sie, Ihnen zu erklären, was Sie am besten essen sollten und was nicht. Dabei könnten die Aussagen und Ratschläge, die Ihnen da präsentiert werden, kaum gegensätzlicher sein. Und zum Schluss stehen Sie sogar vor einem ganzen Berg an Fragen, statt zwei beantwortet zu haben: Ist ein Glas Wein am Abend nun gesund oder nicht? Lieber viel Gemüse essen? Oder besser sogar nur Rohkost? Ist rotes Fleisch überhaupt gut für den Körper? Ist Butter oder Margarine gesünder? Sollte man auf Eier verzichten? Und so weiter und so fort. Die Fülle an Informationen, die fortwährend auf Sie einprasselt, hilft Ihnen wohl kaum weiter. Es ist vielmehr so, als würden Sie sich in einem Labyrinth aus verschiedenen, zum Teil hochgradig gegensätzlichen Informationen immer weiter verlaufen, statt den richtigen Weg zu Ihrer gesundheitsförderlichen Ernährung zu finden.

Da mein Buch Sie aus diesem Labyrinth herausführen möchte, werde ich gar nicht erst damit anfangen, auf die unterschiedlichen Theorien, die da propagiert werden, einzugehen. Sicher könnte man Bücher damit füllen, detailliert zu beschreiben und zu erklären, warum welche Theorie nicht haltbar ist, welche Ernährungsstudien sich fundamental widersprechen und dass die Ernährungswissenschaft bis jetzt kaum brauchbare Aussagen gemacht hat, die für einen gesunden Menschen irgendwie relevant wären.

Bitte verstehen Sie mich an dieser Stelle nicht falsch. Die Ernährungswissenschaft verrichtet großartige Dienste, was die spezielle Ernährung von Patienten mit den verschiedensten Krankheiten angeht. Gesunde Menschen hingegen brauchen aber eigentlich nur eines zu tun: Sie sollten auf die Signale Ihres Körpers hören und sich entsprechend ernähren.

Ernährungsvorschriften helfen kranken Menschen. Gesunde brauchen nur auf Ihren Körper zu hören!

Und genau deshalb sollten wir uns gar nicht erst mit all den unterschiedlichen Theorien beschäftigen. Sie verunsichern uns nur und bringen uns weg von dem, was eigentlich wichtig für uns ist: unserem Körper zu vertrauen und seine Signale wahrzunehmen. Statt also Studienergebnisse aufzuwärmen, möchte ich Sie nun zu einem Gedankenspaziergang einladen, der Sie darauf einstimmen soll, wieder ein Gespür für die Sprache Ihres Körpers zu entwickeln.

Denken Sie sich einfach einmal in eine Zeit Ihres Lebens zurück, in der jegliche Informationen über gesunde Ernährung für Sie irrelevant waren. Es ist die Zeit, in der Sie sich niemals die Frage gestellt haben, ob ein bestimmtes Lebensmittel oder Gericht gesund oder ungesund ist. Sie haben nicht einmal daran gedacht, ob es Sie dick machen könnte. In dieser Zeit hat Ihnen das Essen entweder lecker geschmeckt oder nicht. Vermutlich war diese Zeit für Sie ebenso wie für mich Ihre Kindheit. Erinnern Sie sich zurück, ob es da Gerichte gab, die Sie besonders gerne mochten und zu Ihren Lieblingsgerichten zählten. Vielleicht war das der eine Kompott, den Oma immer gemacht hat, oder die wunderbar kräftigende Hühnersuppe, die es gab, wenn Sie einmal krank im Bett lagen. Meine Oma zum Beispiel hat fantastische Hefeklöße gemacht. Sie waren in der ganzen Familie überaus beliebt. Die Klöße hatten keinerlei Füllung und wurden im Wasserdampf gegart. Wenn die ersten fertig waren, kamen sie heiß dampfend auf den Tisch. Ich habe sie mit Gabel und Messer aufgerissen und ein Stück Butter hineingetan. Dazu gab es dann den köstlichen Kompott. Mich überkommt bei diesem Bild immer noch ein wohliges Gefühl. Was für ein Genuss das war! Ebenso fallen mir die leckersten Rinderrouladen der Welt ein, die meine Mutter immer gemacht hat. Sobald diese köstliche Roulade vor mir auf dem Teller lag, habe ich die Nadel herausgenommen, mit der sie zusammengehalten wurde, und sie entrollt. Die Gurken, die sich in der Mitte befanden, habe ich als Erstes aufgegessen, dann habe ich die Kartoffeln daneben zerdrückt und die Kartoffelmasse mit der Bratensoße vermischt. Allein beim Gedanken daran steigt mir unwillkürlich der gute, würzige Geruch wieder in die Nase.

Bestimmt sind Sie nun auch in Gedanken bei den leckeren Gerichten Ihrer Kindheit. Bei den Gerüchen, Geräuschen oder einer großen Runde am Mittagstisch. Damals waren Ihnen Fragen rund um Ihre Gesundheit gänzlich egal. Wichtig war Ihnen nur, dass es Ihnen schmeckt, und das schöne Gefühl, im Kreis Ihrer Familie zusammenzusitzen und zu essen. Vielleicht gehörte dazu auch der gute Geruch von noch auf dem Herd stehendem Essen oder das Brutzeln eines köstlichen Steaks in der Pfanne. Unter Umständen erinnern Sie sich aber auch gerne an den anheimelnden Geruch im Haus Ihrer Großeltern, wenn Ihre Oma die ersten Plätzchen buk, oder daran, wie es im ganzen Haus duftete, wenn Ihre Mutter Ihren Geburtstagskuchen in die Röhre geschoben hatte. Ich selbst habe es unheimlich gemocht, ein Stück von einem frisch gebackenen, noch warmen Brot abzubrechen und etwas aus seinem weichen Inneren herauszuzupfen, um es mir mit Genuss in den Mund zu stecken. Vielleicht erinnern Sie sich aber auch an Ihre Familienurlaube, wenn Sie am Strand in ein saftiges, erfrischend fruchtiges Stück Wassermelone hineingebissen haben. Halten Sie doch gerade einmal einen Moment inne, und denken Sie an solche Momente aus dieser Zeit. Spüren Sie das gute Gefühl in Ihrem Bauch? In Ihrem ganzen Körper? Vielleicht merken Sie sogar, wie Ihnen jetzt beim Gedanken an das eine oder andere Geschmacks- oder Geruchserlebnis das Wasser im Mund zusammenläuft.

(Wenn Sie diesen Gedanken noch etwas mehr nachgehen und ein paar Momente des Wohlgefühls oder vielleicht Ihre Lieblingsgerichte in Ihr Lesetagebuch schreiben möchten, können

Sie mit Ihrer Lektüre an dieser Stelle eine kurze Pause machen. Wenn nicht, lesen Sie einfach weiter.)

Die schönen Gefühle, die Sie bei Ihren Erinnerungen an eine frühere Zeit (an ihre Kindheit) überkommen haben, sind durch „normales" Essen ohne Gesundheits- oder Abnehmgedanken in Ihnen ausgelöst worden. Ihr Bauch und Ihr Körper haben Sie für Ihre inneren Wohlfühlbilder mit Glücksgefühlen belohnt. Dieses kleine Experiment unserer Gedankenreise zeigt uns, wie gut es uns allein damit gehen kann, wenn wir uns nur vorstellen, was unserem Bauch *einst* gut getan hat und worauf wir damals Appetit hatten. Wie sehr werden wir uns dann ab sofort wohlfühlen können, wenn wir lernen, wieder vorbehaltlos das zu essen und zu trinken, wonach unser Körper sich sehnt?

Was sagt mir mein Körper?

Ohne die ganzen derzeit kursierenden Ernährungsregeln im Kopf zu haben, sind Ihnen vorhin Gerichte eingefallen, die Sie früher besonders lecker fanden und Ihnen richtig gut getan haben. Sogar jetzt noch bekommen Sie ein wohliges Gefühl im Bauch, wenn Sie daran denken. Im Alltag aber, wenn Sie sich Ratschläge für eine gesundheitsbewusste Ernährung holen wollen, fühlen sich eher verloren und verwirrt wie in einem Labyrinth. Sie wissen nicht mehr, welchen Informationen Sie trauen sollen, was richtig und was falsch ist. Obendrein haben Sie Lust auf bestimmte Lebensmittel oder Getränke, die von Stimmen aus dem undurchsichtigen Informationsdschungel verteufelt werden. Kaum gehen Sie in den Supermarkt oder stehen in der Firmenkantine vor der Essensausgabe, schwirren Ihnen gleich wieder alle im Kopf herum. Sie haben das Gefühl, es gibt kaum mehr ein Lebensmittel, zu dem nicht irgendwann einmal ein Experte etwas Negatives gesagt oder eine Zeitschrift etwas Nachteiliges geschrieben hat. Was kann man da überhaupt noch guten Gewissens essen?

Vielleicht müssten Sie aber eher fragen, was heute anders als früher ist und warum Sie sich heute ein schlechtes Gewissen machen lassen von anderen, wenn Sie Appetit auf etwas ganz Bestimmtes haben. Was ist passiert, dass Sie sich so verunsichern lassen? Sie ahnen es wahrscheinlich schon: Sie haben sich meilenweit von Ihrem Körpergefühl entfernt und anderen, den Medien, den Fachleuten und der Wirtschaft mehr vertraut als sich selbst und Ihrem eigenen Organismus. Dabei ist das Ziel, was Ihr Körper verfolgt, genau das, wonach Sie auch in Ihrem tiefsten Inneren streben. Und was will Ihr Körper?

Ihr Körper will gesund sein und (über)leben.

Der unbändige Lebenswille, der in jedem von uns steckt, ist in unserem Körper immer präsent. Das ist auch einer der Gründe, warum wir als Art bis heute überlebt haben. Ihr Körper spricht mit Ihnen durch Ihren Hunger und Ihren Appetit auf Essen und sagt Ihnen, welche Lebensmittel er braucht. Durch Tausende von Jahren der Evolution ist er ein Spezialist darin geworden, sich anzupassen, sich weiterzuentwickeln und erfolgreich zu überleben. Er weiß genau, was er dafür alles braucht und kommuniziert dies durch seine körpereigene Sprache. Er teilt Ihnen mit, was er an Nahrung braucht und Sie „jagen" oder „sammeln" sollen. Wenn Sie unter Wasser die Luft anhalten, zwingt er Sie zurück an die Oberfläche, wenn ihm der Sauerstoff ausgeht – Sie wissen, dagegen sind Sie machtlos. Und wenn Sie nicht genug trinken, treibt er Sie durch quälenden Durst zur nächsten Wasserquelle. Einem Experten, der behauptet, dass eine neue Studie herausgefunden habe, dass das Trinken überschätzt wird und eigentlich gar nicht so gesund ist, würden Sie vermutlich nicht trauen. Sollten Sie es dennoch versuchen, einfach einmal ein paar Tage nicht zu trinken, würden Ihr Körper und Ihr Gehirn sehr schnell dafür sorgen, dass Sie von Ihrem Plan Abstand nehmen.

Wie konnte es nur so weit kommen, dass wir unserem Körpergefühl nicht mehr trauen? Was hat uns dazu getrieben, zu versuchen, mit unserem Kopf – in dem all die verwirrenden und widersprüchlichen Expertenmeinungen stecken – unseren Körper zu übertönen? Und was zum Teufel hat uns glauben machen, dass die gesammelten Ernährungskonzepte zugleich für alle Menschen geeignet sein könnten? Das ist doch unlogisch – allein schon weil wir Individuen sind – anzunehmen, dass jeder von uns glücklich mit *der* einen, von den Experten für *so* gesund erklärten Ernährung werden könnte! Der Lebensmittelchemiker und Ernährungsexperte Udo Pollmer vergleicht das Anpreisen der „gesunden Ernährung“ mit der Werbung eines Schuhmachers, die besagt, dass alle Menschen ab sofort nur noch Schuhe in Größe 40 tragen sollten, weil das die Schuhgröße sei, die durchschnittlich am meisten getragen werde. Passende Schuhe seien schließlich wichtig und gesund. Was würden Sie angesichts einer solchen Empfehlung machen? Sie würden doch nicht in den Ihnen viel zu großen oder zu kleinen Schuhen mit der Überzeugung herumlaufen, dass das wirklich gut und gesund für Ihre Füße sei. Sie würden den Schuhmacher vielmehr für einen Scharlatan halten. Warum aber, frage ich Sie, lassen wir dann etwas Ähnliches in Ernährungsfragen mit uns machen?

Vergegenwärtigen Sie sich doch bitte noch einmal, was wir oben schon als Zielsetzungen Ihres Körpers formuliert haben. Ihr Körper ist auf Überleben gepolt und will Ihre Gesundheit sicherstellen. Wenn er Ihnen also ein Bedürfnis zeigt, so hat er einen guten Grund dafür.

Wenn Sie auf Ihren Körper hören und seinen Bedürfnissen folgen, orientieren Sie sich an dem, was für Sie gesund ist und Ihrem (Über-)Leben dient.

Welches Ziel verfolgen die „Experten"?

Das ist beinahe schon eine rhetorische Frage, wenn Sie an den Anfang des Buches zurückdenken, wo wir uns mit der Popularität der Schlankheitsdiäten beschäftigt haben. Dort hatten wir aufgedeckt, wie sehr Wissenschaftler und Pharmaindustrie zusammenarbeiten. Sie erinnern sich bestimmt. Da war die Hauptmotivation: Profit und auf Seiten der Wissenschaftler vielleicht auch ein wenig die öffentliche Anerkennung und Geltung. Ähnlich, aber vielleicht ein bisschen weniger offenkundig, läuft es bei den Ernährungsexperten ab.

Richten wir doch unser Augenmerk nochmals auf die vielen unterschiedlichen Ratschläge zum gesunden Essen, die Ihnen den ganzen Tag über in den Medien begegnen. Ob in Zeitschriften, auf irgendwelchen Ratgeberseiten, in Büchern oder im Fernsehen, wo Experten Ihnen erklären, was wirklich gesund für Sie sein soll: Welche Motivation verbirgt sich wohl hinter den gut gemeinten Ratschlägen der Experten, die behaupten zu wissen, was die beste Ernährung für Sie sei? Sind es auch wirtschaftliche Interessen, also dieses Mal die der Nahrungsmittelindustrie und das Anerkennungsbedürfnis von Lebensmittel- und Gesundheitsexperten?

Oft ist es schon auf den ersten Blick zu erkennen. Beispielsweise, wenn Ihnen die Marketing-Abteilung eines Unternehmens, das Goji-Beeren vertreibt, eine Studie präsentiert und Ihnen darlegt, wie gesund diese Beeren eigentlich sind. Hier werden wohl nicht die Bedürfnisse Ihres Körpers die höchste Priorität haben, sondern der Verkauf der Beeren an erster Stelle stehen, wenngleich Ihre Gesundheit auch irgendeine Rolle spielen mag. Das Gleiche gilt für einen Hersteller, der Ihnen einen neuen Joghurt zur Stärkung Ihres Immunsystems vorstellt. Auch hier können Sie sicher sein, dass im Vordergrund der Beweggrund steht, den Geldbeutel des Herstellers zu füllen. Wir haben es also auch hier wie bei den Produkten der Schlankheitsindustrie mit wirtschaftlichen Interessen zu tun, an Ihnen soll mal wieder Geld verdient werden! Wenn Ihnen also in Zukunft wieder etwas geraten wird, wie Sie sich am besten ernähren sollen, oder Ihnen ein Produkt für Ihre Gesundheit ans Herz gelegt wird, dann achten Sie immer genau darauf, wer Ihnen das rät und welches Ziel derjenige verfolgt, der es so lautstark anpreist.

Hinter Ernährungsratschlägen und Produktempfehlungen für gesundmachende oder -erhaltende Nahrung stecken in den meisten Fällen rein wirtschaftliche Interessen.

In den meisten Fällen reicht es danach zu fragen, wo das Geld hinfließt oder wer einen Vorteil durch eine Empfehlung für ein bestimmtes Produkt erhält. Bei den Goji-Beeren ist das sehr leicht zu durchschauen. Der Hersteller will vor allem sein Produkt verkaufen und klärt Sie deshalb darüber auf, wie gesund die Beeren sind. Er macht sich Ihre Sorge um Ihre eigene Gesundheit zunutze und verdient so an Ihnen.

Viel schwieriger ist es hingegen, PR-Aussagen in Zeitschriften und im Fernsehen zu entlarven. PR ist die Abkürzung für *Public Relations* und die zahlreichen Menschen, die in diesem Bereich arbeiten, werden dafür bezahlt, die öffentliche Meinung zu managen oder in eine bestimmte Richtung zu lenken. Sie machen demnach nicht direkt Werbung für bestimmte Produkte, so wie es beispielsweise Werbeagenturen tun. PR-Arbeit ist etwas ganz anderes und nicht so gut zu erkennen. Wenn Sie beispielsweise in einer Anzeige darüber informiert werden, dass grüner Tee unglaublich gut für die Gesundheit ist und anschließend für den Kauf einer bestimmten Tee-Marke geworben wird, wissen Sie sofort, dass es sich um Werbung handelt, und Sie denken sich Ihren Teil zu den Aussagen der Anzeige. PR-Agenturen gehen jedoch anders vor. Wir haben es oben bereits gelesen: Sie verbreiten keine klaren Werbebotschaften, sondern Meinungen, die später kaum als Werbung für das jeweilige Produkt zu erkennen sind. Beispielsweise schicken sie fertige Zeitungsartikel hundertfach an Journalisten. Findet einer der Redakteure diesen Artikel interessant, wird er diesen in eine Zeitschrift bringen. So gelangt etwa ein Beitrag über das neueste „Power-Food", in dem unter anderem Goji-Beeren empfohlen werden, in Ihr so gern gelesenes Life-Style-Magazin. Und ja, richtig, ein solcher Beitrag ist für eine Person, die Goji-Beeren gewinnbringend vertreiben will, viel wertvoller als eine Werbeanzeige. Denn Sie als Kunde werden mit hundertprozentiger Sicherheit den Text zum Power-Food für einen gut recherchierten Artikel eines Journalisten halten und nicht als Marketingstrategie einer PR-Agentur entlarven können. Genauso gehen auch Hersteller von Sportbekleidung vor. Sie schicken veröffentlichungsreife Expertisen an Zeitschriften, die etwa zum Inhalt haben, dass man bei jedem Wetter joggen könne und dass das auch noch unglaublich gesund sei. Kein Wort von Sportbekleidung oder Sportschuhen. Die Hersteller wissen aber genau, dass Menschen, die zum Joggen animiert werden, eines Tages auch in einen Laden gehen werden, um sich Sportbekleidung zu kaufen, darunter auch die Laufschuhe, die beim Joggen gut federn und ein bisschen Regen abkönnen. Und dann verdienen sie Geld.

Heutzutage werden Journalisten regelrecht überhäuft mit solchen PR-Texten, und zwar zu jedem beliebigen Thema.

Werbe- & PR-Leute sagen uns ständig, was gut und richtig für uns ist.
Ob das, was Sie uns empfehlen, uns aber wirklich gut tut, wissen wir nur ganz alleine.

Es gibt also vermutlich mehr Menschen, die ihren Lebensunterhalt damit verdienen, uns vorzubeten, was wir zu essen, zu trinken und wie wir im Großen und Ganzen zu leben haben, als wir es uns vorstellen können. Denn Ihnen wird ja lediglich erzählt, was besonders gesund ist, und dabei muss es sich auch nicht unbedingt um ein industriell gefertigtes Produkt handeln, sondern es kann genauso gut ganz naturbelassen sein. Das zeigt das Beispiel mit den Goji-Beeren, die als gesunde Leckerei in der ganzen Welt bekannt gemacht und heute massenhaft verkauft werden.

Es gibt aber noch eine weitere Gruppe an Menschen, die Ihnen unbedingt mitteilen will, was Sie an Nahrung zu sich nehmen sollten und was besser nicht. Und sie verdienen oft gar nicht mal viel Geld damit; manchmal verbergen sich dahinter sogar gar keine finanziellen Interessen, und man ist ehrlich und ohne schlechte Absichten um Ihr gesundheitliches Wohl besorgt. Mit einer ganz bestimmten Vorstellung davon, wie *die* richtige Ernährung aussieht, was gesund bzw. ungesund ist, verbreiten sie ihre Ideen davon in der Welt. Ihr Ziel ist es, Menschen dazu zu bringen, durch die richtige Ernährung, Ihren Körper zu stärken und gesund zu bleiben oder es wieder zu werden. Diese guten Absichten sind durchaus glaubhaft. Das Problem ist nur, dass sie eine völlig andere Vorstellung davon haben können, *was* gesund ist, als Ihr Körper es Ihnen zu verstehen geben will. Noch dazu agieren sie zum Teil wie Missionare, die davon überzeugt sind, die alleinige Wahrheit an die bislang noch nicht Geretteten unbedingt vermitteln zu müssen. So machen Sie es einem oft recht schwer, bei dem zu bleiben, was einem wirklich gut tut und darauf zu hören, was der eigene Körper einem sagt. Sie dulden keine anderen Meinungen, oder sie werten diese ab oder machen sie schlecht.

Im folgenden Kapitel möchte ich Ihnen anhand eines Beispiels zeigen, wie das aussehen kann und wohin es führt, wenn beispielsweise ein Ernährungsexperte dieser Kategorie eine unantastbare Idee davon entwickelt und zu wissen glaubt, was für Sie und Ihren Körper gut bzw. gesund ist. Halten Sie sich das immer vor Augen:

„Gesund" ist nur das, was Ihr Bauch will und nicht das, was irgendein Experte für gesund hält.

Vollkorn, Vollwert und Cornflakes

Ein amerikanischer Arzt, der Anfang des 20. Jahrhunderts eine Heilanstalt ins Leben rief, vertrat die Auffassung, dass jede Art von Sexualität ohne Fortpflanzungsabsicht die Ursache vieler Erkrankungen sei. Sex als sinnlicher Genuss oder liebevolle Zuwendung wertete er als Missbrauch, weil der naturgegebene Nutzen dabei unberücksichtigt bliebe. „Gesund" war man nur, so glaubte er als Experte, wenn man enthaltsam lebe und jeglichen Genuss vermeide. Das größte Übel jedoch sah er in der Selbstbefriedigung. Zu diesem Thema verfasste er einige Schriften. Darin gab er vor allem Eltern Handlungsanweisungen, wie sie ihre Kinder davon abhalten könnten, sich selbst zu berühren. Er schlug unter anderem vor, Jungen als Abschreckung ohne Betäubung zu beschneiden, damit sie ihren Penis im Geiste mit Schmerz verbinden. Bei Mädchen hielt er die Verätzung der Klitoris mit Karbolsäure für angebracht. Eigens für sein Sanatorium entwickelte er daraufhin eine ganz spezielle Art der Behandlung mit einer streng geregelten Ernährung, Einläufen zur Darmreinigung und kalten Wassergüssen. Eines seiner selbst entwickelten Nahrungsprodukte schaffte es sogar bis in die heutige Zeit: die Cornflakes.

Sie werden bestimmt mit mir übereinstimmen: John Harvey Kellogg hat sich als Arzt sicherlich ehrlich und aufrichtig um die Gesundheit der Menschen gesorgt und wollte ihnen etwas Gutes tun. Nur hat er in Bezug auf seine Vorstellung davon, *was* gesund eigentlich bedeutet, ganz eigene Wege eingeschlagen. Er richtete sein Gesundheits- und Heilkonzept nicht daran aus, was der Körper einer bestimmten Person braucht, um gesund zu bleiben oder zu genesen, sondern er orientierte sich dabei an einer ganz bestimmten *Ideologie*, die er vertrat: Herr Kellogg hielt Sexualität, Masturbation, Genussmittel und Gewürze für die Ursache von Krankheit und Verderben. Dieser Glaubenssatz prägte sein Bild davon, was gesund sein muss und was nicht. Und auf dieser Basis entwickelte er Methoden, Behandlungen und eine Ernährung, die dazu beitragen sollte, die Sexualität der Menschen zu zähmen und alle sinnlichen Erfahrungen und Genüsse aus dem Alltag zu vertreiben.

Sie brauchen jetzt aber nicht die Cornflakes bei Ihrem Frühstück wegzulassen oder Kelloggs-Produkte zu boykottieren, weil Sie John Harvey Kelloggs Auffassung über Sexualität und Genuss nicht teilen. Essen Sie sie ruhig weiterhin, wenn Sie sie lecker finden. Aber essen Sie sie nicht nur deshalb, weil Herr Kellogg irgendwann einmal gesagt hat, dass sie gesund seien.

Bei den Experten, die wie Missionare ihre Überzeugung verbreiten wollen, steckt meist eine Ideologie dahinter.

Zeitlich gesehen ist dies noch vor unserer Kellogg-Geschichte an der Lebensreformbewegung sehr gut abzulesen, die Anfang bzw. Mitte des 19. Jahrhunderts den Grund für jedes Übel und jede Erkrankung in der Industrialisierung vermutete. Der Mensch hatte sich von der Natur entfernt, und die sogenannten Lebensreformer waren auf der Suche nach einem Weg, wie man dorthin zurückkehren könnte. In einem Leben im Einklang mit der Natur sahen sie die Möglichkeit, jede Krankheit heilen zu können.

Gleichzeitig war diese Zeit übrigens auch die Geburtsstunde unseres heutigen Schlankheitsideals. Als „gesund" galt es, einen schlanken, jugendlichen „Normalkörper" zu haben. Schlank zu sein, gehörte zu den wichtigsten Kriterien von Schönheit. Die Lebensreformer hatten es sich wohl unter anderem auch deshalb zum Ziel gesetzt, neben allem Unnatürlichen, Kranken und der Fäulnis, das Übergewicht mit verschiedensten Methoden aus den Menschen herauszutreiben. Mit kalten Wassergüssen, Luft- und Lichtbädern sowie speziellen Ernährungsvorschriften glaubte man jedes Übel an seiner Wurzel packen zu können.

In ihrem Buch über den Körperkult der Moderne beschreibt die Autorin Sabine Merta unter anderem die verschiedenen Kuren, die zu jener Zeit Anwendung fanden: Beispielsweise wurde ein bestimmter Ernährungsplan vorgeschrieben, in dem keine Mehlspeisen außer salz- und schmalzlosem Schrotbrot erlaubt waren. Essen durfte man rohes Gemüse, dicke Körnersuppen, Fruchtpasten, Kleiegerichte und Rohkostflocken, aber auf keinen Fall Zucker. Dazu wurden Tätigkeiten verordnet, die das harte Leben der Landbevölkerung nachahmten, wie zum Beispiel Holzhacken. Und einige Kurgäste behandelte man zusätzlich noch mit Wassergüssen, Unterkühlungen und Schwitzkuren bei gleichzeitigem Flüssigkeitsentzug. Ihnen ist es vielleicht schon eingefallen: Die Erfindung der berühmten Kneipp-Bäder fallen natürlich auch in diese Zeit.

Die Lebensreformer hatten damals also auch eine ganz eigene Vorstellung davon, was „gesund“ eigentlich bedeutet. Sich „gesund“ zu ernähren, hieß für sie, möglichst rohes und unbehandeltes Essen zu essen. Ob diese Art von Essen für den menschlichen Körper gut verdaulich sei, danach wurde nicht gefragt. Von Interesse war auch nicht, ob etwas schmeckte und man sich nach dem Mahl der oben aufgezählten erlaubten Speisen wohlfühlte. Wichtig war nur, was ideologisch gesehen für richtig und gesund gehalten wurde.

Was es für uns heute beim Bewerten von Ernährungsregeln schwierig macht, ist, dass – wie im Falle der Cornflakes – oft nicht mehr zu erkennen ist, *welche* Ideologie und *welche* Glaubenssätze sich hinter den einzelnen Ernährungskonzepten verbergen. Wir können nur noch schwer erkennen, wie es zu der einen oder anderen Überzeugung von guter Ernährung gekommen ist. Die Vollwerternährung, die derzeit immer wieder gerne als *das* Paradebeispiel für eine vermeintlich gesunde Ernährung angeführt wird, legt etwa nahe, möglichst viel Obst, Gemüse und Vollkornprodukte zu sich zu nehmen. Sie steht den Ideen der Lebensreformer mit Ihrer Verehrung der 1%-Körper sehr nahe. Und selbst, wenn diese Ernährungsform heute überall propagiert wird und große Anerkennung erlangt hat, muss diese *nicht* unbedingt mit dem übereinstimmen, was *Ihr* Körper will und was Sie für ein gesundes und gutes Leben brauchen.

In der Tat haben sogar sehr viele Menschen große Probleme mit der Vollkorn- oder Vollwerternährung, da sie nicht sehr bekömmlich ist und bei der Verdauung Probleme verursachen kann. Trotzdem essen nicht wenige Menschen über Jahre hinweg solche Lebensmittel, die sie im Grunde gar nicht gut vertragen, nur weil gesagt wird, dass es gesund sein soll. Sie bekommen Bauchschmerzen und Blähungen und denken, dass sie krank seien, statt endlich zu bemerken, dass Ihr Körper meldet, dass er die gewählte Nahrung nicht gebrauchen kann. Viele von ihnen kommen tragischerweise erst sehr spät oder gar nicht darauf, dass sie sich mit der Ernährung, die Sie Ihrem Körper aufzwingen, ins eigene Fleisch schneiden.

Wir sind oft blind dafür, dass uns von außen verordnete Nahrung meist nur schadet, wenn wir zugleich das, was unser Körper wirklich braucht, aus dem Blick verlieren.

In der Rohkostbewegung werden diese Art von Magen- und Darmproblemen übrigens häufig damit erklärt, dass die Körper der davon betroffenen Menschen mit der für „gesund" befunden Ernährung verständlicherweise erst einmal nicht gut zurechtkommen würden. Sie seien einfach zu lange durch falsche Ernährung geschädigt worden, von der modernen Welt bereits degeneriert und hätten sich im Endeffekt schon *zu* weit von der

„echten“ Natur entfernt. Der Arzt Dr. John Switzer, der selber ein Rohköstler ist und eine Wildkräuter-Vitalkost propagiert, schreibt auf seiner Webseite über Rohkost, dass sie wie eine Geheimlehre sei, die erst erlernt werden müsse. Wenn man sich diese nicht richtig aneigne, so könne es passieren, dass die Zähne anfangen zu wackeln, die Gesichtshaut faltig oder das Bindegewebe schwach wird. Außerdem könne eine solche Ernährung zu Blutarmut, Potenz- und Libido-Verlust führen oder dazu, dass einem die Haare ausfallen oder die Menstruation ausbleibt.

Alle Experten-Missionare, Fans einer bestimmten Ernährungsweise und auch wir sind nur bemüht, die für jeden Einzelnen von uns so wichtige Frage zu klären: Was ist eigentlich „gesund“?

Bitte verstehen Sie mich nicht falsch, mir geht es nicht darum, zu zeigen, dass die eine Ernährungsweise schlecht und die andere gut ist. Ich bin sogar fest davon überzeugt, dass Herr Dr. Switzer sich ebenso wie andere offen und ehrlich mit der Frage beschäftigt hat, was gesunde Ernährung im eigentlichen Sinne bedeutet. Ich möchte also niemandem unterstellen – nicht den Lebensreformern, Herrn Kellogg, den Vollkorn- oder Vollwert-Fans, den Rohköstlern, Herrn Dr. Switzer oder den vielen tausend anderen Experten –, dass sie wissentlich Falsches erzählt haben, um anderen Menschen zu schaden. Sie alle kämpfen, genau wie Sie und ich, mit der Beantwortung der Frage: Was ist eigentlich „gesund“? Ich frage mich aber – meines Erachtens berechtigterweise – wie es sein kann, dass Menschen, die wirklich die Gesundheit aller im Blick haben und dazu noch den Anspruch vertreten, im Einklang mit der Natur und dem eigenen Körper zu leben, nicht erkennen, dass etwas falsch laufen muss, wenn die Zähne beginnen zu wackeln und die Menstruation ausbleibt. Ich frage Sie: Kann man sich von seiner Natur als Mensch und seinem Körpergefühl überhaupt noch weiter entfernen?

Wenn es Ihnen mit einer Ernährungsweise nicht gut geht und Sie gar krank davon werden, läuft etwas falsch!

Orientieren Sie sich also besser daran, was *Ihr* Körper und *Ihr* Instinkt wollen. Hören Sie auf die Signale, die Ihnen Ihr Körper sendet und bemühen Sie sich, sie richtig zu deuten. Und vor allem: Lassen Sie sich nicht länger durch die von anderen ausgedachten Theorien bevormunden.

Sie alleine wissen und entscheiden, was gut für Sie ist, und haben das Recht dazu, das zu essen, was Ihr Körper will und braucht.

Vermutlich haben Sie sich hinsichtlich dessen, was „gesund" ist, in den letzten Jahren der Auffassung der Experten unterworfen, so wie ich es auch zum Teil getan habe. Oder Sie haben sich zumindest daran orientiert, deswegen sage ich es noch einmal ganz deutlich:

Sie haben ein Recht auf eine eigene Meinung in Sachen gesunder Ernährung!

Folgen Sie deshalb ab sofort nur noch Ihrer ganz persönlichen Agenda in Bezug auf Ihre eigene Ernährung, ich meine damit: der Agenda Ihres Körpers. Denn es geht hier um nicht mehr und nicht weniger als um Ihre physische und psychische Gesundheit, also darum, wie Sie dafür sorgen können, gut und glücklich zu leben.

Zusammenfassung

- Essen ohne Gesundheits-, Abnehm- oder Ernährungsgedanken ist genussvolles Essen, welches Ihren Körper und Geist stärkt!
- Ihr Körper hat nur eines im Sinn: Er will gesund sein und (über)leben. Das, was Ihr Körper also von Ihnen will und Sie über seine Signale spüren lässt, ist das, was wirklich wichtig für Sie und Ihr Wohlbefinden ist.
- Selbst gut gemeinte und ehrliche Ratschläge verfolgen in den meisten Fällen nicht das Ziel *Ihres* Körpers.
- Sie haben das Recht auf eine eigene Meinung darüber, was gut und nützlich für Ihren Körper ist, denn Sie alleine verfügen über das nötige (Körper-)Wissen.
- Sie müssen nur wieder lernen, die Signale Ihres Körpers richtig zu deuten. Der Schlüssel eines gesunden und glücklichen Lebens liegt in Ihnen selbst und nicht in irgendwelchen ausgedachten Theorien von anderen.

Übung: Sprechen Sie mit dem „Experten“ in Ihrem Kopf und entdecken Sie Ihren Bauchexperten!

Ich bin mir sicher, die folgenden Situationen sind Ihnen nicht fremd: Sie laufen durch einen Supermarkt und kaufen ein, stehen in der Kantine vor der Auswahl der Gerichte oder blättern im Restaurant in der Speisekarte und fühlen sich zu einem bestimmten Lebensmittel oder Gericht besonders hingezogen. Sie wissen instinktiv, dass es Ihnen schmecken und gut tun könnte. In diesem Moment der Vorfreude meldet sich der Ernährungsexperte in Ihrem Gehirn zu Wort und weist Sie darauf hin, dass das, was Sie essen möchten, ungesund sei, dick mache, zu viel Fett oder zu viele Kohlenhydrate habe. Daraufhin bekommen Sie gleich ein schlechtes Gewissen, verwerfen Ihre Wahl wieder und beraten sich noch einmal mit dem Experten in Ihrem Kopf, was denn die „gesündere“ Alternative sei. (Bei mir lief zum Schluss übrigens schon bei dem geringsten Kontakt mit egal welchen Lebensmitteln dieses Expertengesprächs ab, als ich bereits jedes Gefühl für die wirklichen Bedürfnisse meines eigenen Körpers verloren hatte.)

Versuchen Sie sich doch einmal an der folgenden Übung und nehmen Sie Kontakt zu *Ihrem* Ernährungsexperten im Kopf auf – Sie werden sehen, es gibt auch noch einen im Bauch:

Gehen Sie in Gedanken (oder gerne auch real) einmal in einen Supermarkt und nehmen Sie sich dafür richtig Zeit. Schlendern Sie an den Regalen vorbei und nehmen Sie ganz bewusst die Gerüche und Farben wahr. Vielleicht nehmen Sie auch mal ein Produkt in die Hand oder ertasten, wie sich eine Frucht oder ein Gemüse anfühlt (z. B. eine Avocado). Achten Sie bei all dem auch auf die Etiketten, Aufkleber oder Abbildungen, die sich auf den Verpackungen befinden. Versuchen Sie sich vorzustellen, wie die unterschiedlichen Produkte schmecken könnten. Worauf haben Sie Appetit? Was würde Ihnen jetzt richtig gut bekommen? Bei welchen Speisen oder Lebensmitteln läuft Ihnen gar das Wasser im Mund zusammen? Dieser Appetit und diese Lust auf etwas ganz Bestimmtes zu essen, ist die Stimme Ihres Bauches. Sie sagt Ihnen, was genau in diesem Moment gut für Sie ist, was Ihr Körper braucht.

Probieren Sie als Nächstes einmal, die Stimme des Ernährungsexperten in Ihrem Kopf wahrzunehmen. Hat sie sich noch gar nicht zu Wort gemeldet? Oder war Sie schon die ganze Zeit aktiv und hat versucht, Ihnen etwas über die Lebensmittel, auf die Sie so große Lust verspüren, zu erzählen. Was rät Ihnen Ihr Ernährungsexperte? Fängt er an, über den Fett- oder Zuckergehalt zu sprechen? Über Kalorien? Vitamine? Ballaststoffe?

Nehmen Sie sich nun am besten Ihr Lesetagebuch oder ein Blatt zur Hand und schreiben Sie einmal auf, was Ihnen Ihr Ernährungsexperte alles so sagt. Stichpunkte reichen da schon aus. (Sollten Sie die Übung live im Supermarkt machen, versuchen Sie sich ein paar Dinge zu merken und Sie hinterher zu notieren.)

Schauen Sie sich anschließend diese Liste einmal in Ruhe an und fragen Sie sich, woher der Ernährungsberater in Ihrem Kopf dieses ganze Wissen wohl hat, das er Ihnen vorhin aufdrängen wollte. Hatten Sie das kürzlich nicht in der Zeitschrift im Wartezimmer eines Arztes gelesen? Hat er das vielleicht aus dieser Reportage im Fernsehen? Oder aus dem letzten Diätbuch, das Sie gelesen haben?

Und Ihr Bauch, woher bezieht er seine Informationen? Nein, nicht aus Zeitschriften oder Studien, sondern ganz alleine aus der täglichen Analyse *Ihrer aktuellen* Körperwerte und -bedürfnisse. Ihr Verdauungssystem analysiert die Nahrung, die Sie tagtäglich zu sich nehmen, seit Sie auf der Welt sind. Es merkt sich, wann Sie sich gut gefühlt haben und wann nicht. Es hat gelernt und weiß, welche Lebensmittel welche Nährstoffe für Ihren Körper liefern. Wenn Ihnen Nährstoffe fehlen, wird diese Botschaft ans Gehirn gesendet und Sie bekommen Appetit auf etwas Bestimmtes zu essen oder zu trinken. Und wenn Sie diesem Verlangen nachgegangen sind, wird Sie Ihr Bauch mit einem wohligen und glücklichen Gefühl belohnen. Sie kennen gewiss auch das gegenteilige Phänomen: Wenn Ihnen ein bestimmtes Lebensmittel einmal nicht gut getan hat, dann hat Sie Ihr Körper bestimmt durch Ekelgefühle davon abgehalten, es noch einmal zu essen.

Das Beste, was Sie in Zukunft also tun können, ist, dass Sie sich von dem Ernährungsberater in Ihrem Kopf verabschieden. Teilen Sie ihm einfach mit, dass seine Ratschläge nicht länger erwünscht sind, und Sie in Zukunft den Experten in Ihrem Bauch vorziehen.

Sie werden merken, wie schön es ist und wie viel Entspannung es mit sich bringt, wenn langsam wieder Ruhe und Selbstvertrauen in Ihren Ernährungsalltag einkehren. In diesem Kapitel haben wir gelernt, dass der Schlüssel zu einem gesunden und glücklichen Leben in uns selbst liegt, und uns all das, was von außen auf uns eindringt, nur davon abhält, diese Türe für uns zu öffnen. Aus diesem Grund rufe ich Sie im nächsten Kapitel dazu auf, Ihrem Bauch das Ruder zu überlassen und mit den alten Machthabern, die glauben, über *Ihre* Ernährung, *Ihre* Gesundheit und *Ihr* Leben bestimmen zu können, nun endgültig zu brechen.

STARTEN SIE IHRE REVOLUTION!

Lassen Sie Ihren Bauch das Ruder übernehmen

An diesem Punkt, wo Sie jetzt stehen, haben Sie schon einiges gelernt: Sie wissen mittlerweile, dass Diäten nicht funktionieren, Ihr Körper über Sollwerte reguliert wird, es ein natürliches Gewicht gibt, und Ihr Körper selber ganz gut darüber Bescheid weiß, was er braucht, damit Sie gesund und munter leben können. Wir haben unterschiedliche Ernährungsansätze als Konzepte mit meist ideologischem Hintergrund als unzureichend für die ganz eigenen Bedürfnisse unseres Körpers entlarvt. Die Ernährungs- und Gesundheitsempfehlungen der Experten basierten uns außerdem zu sehr auf reiner Kopfarbeit und Konzepten, die davon ausgingen, dass für alle das Gleiche richtig sei. Und zuletzt haben wir erkannt, dass der Schlüssel zu unserem Glück und einem gesunden Leben allein in uns selbst liegt und wir nur grundsätzlich etwas ändern müssen – *wir dürfen uns einfach nicht länger von außen bestimmen lassen, sondern müssen wieder lernen, auf unseren Körper zu hören.*

Wie das ganz praktisch aussehen kann, werde ich Ihnen in diesem Kapitel verraten. Die eine oder andere Übung, die Sie wieder mit Ihrem Bauch und Ihrem Körper in Kontakt bringt, haben Sie ja schon gemacht. Dabei konnten Sie erfahren, wie intuitiv Ihr Körper reagiert und wie er in der Lage ist, Ihr Verhalten zu steuern. Denken Sie nur an Ihre instinktiven Nahrungsentscheidungen im Supermarkt und wie Sie Ihren Kopfexperten zum Schweigen gebracht haben. Diese Übung können Sie immer mal wieder machen, bis der Kopfexperte sich nicht mehr zu Wort melden mag.

Im Folgenden möchte ich Ihnen nun weiteres Rüstzeug vermitteln und praktische Empfehlungen für den Alltag geben, die Ihnen helfen sollen, Ihr natürliches Gewicht zu erreichen. (Nochmals zur Erinnerung: Das natürliche Gewicht ist das Gewicht, welches Ihr Körper dauerhaft hat, wenn Sie ein Leben führen, welches Ihnen gefällt, Sie essen, wenn Sie Hunger haben, Sie wieder damit aufhören, wenn Sie satt sind, Sie das essen, was Ihnen wirklich schmeckt und Sie einen Sport treiben, der Ihnen auch wirklich Spaß macht.)

Und so komme ich gleich am Anfang dieses Kapitels zu der dringenden Empfehlung für den folgenden Praxisteil:

Verabschieden Sie sich ab sofort von allen Lebensmittel- & Essenskonventionen!

Das Frühstück ist die wichtigste Mahlzeit? Weg damit! Proteine, Fette, Kohlenhydrate? Vergessen Sie es! Zwei Liter pro Tag trinken? Raus aus dem Kopf damit! Alle diese Regeln bringen Sie nur dazu, weniger auf Ihren Körper zu hören. Dieser jedoch weiß meist viel besser als Ihr Verstand, was Ihr Organismus braucht.

Freuen Sie sich nun auf die ersten und wichtigen praktischen Schritte, die Ihnen zeigen, wie Sie die Signale Ihres Körpers wieder deuten lernen. Dabei werden Sie vermutlich die wertvollsten Dinge, die Sie einst verloren haben, wiedererlangen: ein positives Gefühl für Ihren Körper, ein Gespür für Nahrung, die Ihnen gut tut, Freude an einem guten Essen und die Freiheit, das zu essen, worauf Sie Lust haben. Sie werden wieder genießen können, ohne dabei ein schlechtes Gewissen zu bekommen, und die Selbstsicherheit erlangen, dass Sie zum Thema Ernährung eine eigene Meinung haben dürfen.

Beginnen wir mit einem der deutlichsten Signale, das uns unser Körper in Bezug auf eine für uns gesunde Ernährung sendet: mit dem Hunger.

Hunger wahrnehmen

Ihr wichtigster Maßstab zur Orientierung für eine gesunde Ernährung ist der Hunger. Er sagt Ihnen deutlich, wann Ihr Körper wieder Energie in Form von Nahrung braucht und wann nicht. Unser Körper hat eine ganz bestimmte Vorstellung davon, wie schwer wir sein und über wie viel Fettreserven wir verfügen sollen – das wissen wir schon, das hat mit den Sollwerten zu tun, die bei jedem von uns genetisch vorgegeben sind. Sie erinnern sich bestimmt: Liegen Sie über Ihrem Gewichtssollwert, so werden Sie mit der Zeit an Fettreserven verlieren, wenn Sie sich natürlich ernähren. Befinden Sie sich aber unterhalb Ihres Sollwerts, so kann es sein, dass Sie wieder zunehmen. Langfristig gesehen werden Sie in jedem Fall Ihre persönliche und individuelle Figur erreichen können, wenn Sie aufmerksam darauf hören, ob Sie Hunger haben oder nicht, Ihr Körper also Nahrung benötigt oder nicht.

Hunger zu haben ist an sich also nichts Schlimmes. Viele Ernährungstipps und -regeln versuchen Hungergefühle aber dennoch zu vermeiden, als wäre dies etwas Schreckliches. Hunger zu haben, ist aber völlig natürlich und ein Bestandteil der Kommunikation, die Ihr Körper sehr gerne mit Ihnen führen möchte.

**Hunger ist ein völlig natürliches Gefühl,
welches man nicht vermeiden muss.
Es ist nur Ihr Körper, der mit Ihnen spricht!**

Auch Tiere haben Hunger, und Sie machen sich sogar manchmal erst dann auf Nahrungssuche, wenn sie ihn sehr deutlich verspüren. Denken Sie einmal an einen Löwen in der afrikanischen Wildnis. Er verbringt den größten Teil seiner Zeit mit Herumliegen, Ausruhen und Schlafen in einer schattigen Ecke des Buschs. Erst wenn der Hunger ihn wirklich quält, steht er auf und bequemt sich zur Jagd, um bestenfalls danach ein prächtiges Mahl zu sich nehmen zu können. Er würde niemals auf die Idee kommen, über den Tag verteilt fünf kleine Springhasen zu verspeisen, um ja kein Hungergefühl aufkommen zu lassen. (Tiere handeln instinktiv und haben ein gutes Gespür dafür, was ihr Körper braucht.)

Hunger ist also ein gutes Gefühl, ein lebenswichtiger Hinweis Ihres Körpers. Sie sollten wieder kennenlernen, wie es sich anfühlt, Hunger zu haben. Denn wenn Sie Hunger haben, ist der richtige Zeitpunkt gekommen zu essen, und zwar so viel, bis Sie keinen mehr haben. So isst man „normal" und gesund. Nehmen Sie also fortan erst dann eine Mahlzeit mit Lust und Genuss am Essen zu sich, wenn Sie Hunger verspüren. Vielleicht essen Sie am Anfang sehr schnell, was kein Problem ist! Vergessen Sie einfach die Regeln, die Sie irgendwann einmal gelernt haben, zum Beispiel wie viel Zeit man sich beim Essen nehmen soll! Essen Sie so, wie Sie es möchten und wie es Ihnen Ihr Körper sagt. Das Tempo wird sich mit der Zeit sowieso während der Mahlzeit verlangsamen, bis Sie schließlich die Gabel beiseitelegen und spüren, dass Sie satt sind.

Seit ich mich entschieden habe, wieder „normal" zu essen, haben sich die Zeitpunkte, wann ich esse, sehr verändert. Ich beobachte immer wieder erneut fasziniert, wann ich Hunger bekomme und wie klug mein Körper das alles von ganz alleine regelt. Ich stehe beispielsweise morgens auf, trinke einen Kaffee und gehe meinen Tätigkeiten nach, bis der erste Hunger kommt. Sobald ich Hunger verspüre, überlege ich, wann es meine Arbeit zulässt, dass ich esse. Früher habe ich immer gefrühstückt, weil ich das für gesund gehalten habe. Heute fällt bei mir das Frühstück meist komplett aus, und ich esse erst gegen Mittag etwas. Wenn ich allerdings am Vorabend ausgiebig Sport gemacht habe, bekomme ich oft schon früh morgens Hunger, und es gibt dann doch etwas zum Guten-Morgen-Kaffee dazu. Wie konnte ich all die Jahre nur die Klugheit meines eigenen Körpers so verachten und übergehen? Diese Frage stellt sich mir immer mal wieder.

Vor ein paar Monaten hat mich mein Körper wieder einmal regelrecht in Erstaunen versetzt. Ich habe abends mit viel Hunger eine große Pizza gegessen. (Sie war übrigens köstlich!) Vermutlich hätte sie sogar zwei erwachsene Männer sättigen können. Bis auf ein kleines Stück habe ich sie ganz alleine verspeist. Es war ein Fest der Sinne! Am nächsten Morgen bin ich dann aufgestanden und habe erwartet, dass ich wie jeden Tag erst gegen Mittag Hunger bekomme. Aber die Hungergefühle haben sich Zeit gelassen – ich habe bis 17 Uhr darauf gewartet. Erst dann hat sich vorsichtig mein Bauch wieder zu Wort gemeldet. Vorfälle dieser Art haben mir so viel Vertrauen in meinen Körper gegeben, dass ich meinem Hunger mittlerweile blind vertraue. Mein Körper kann so gut selber regulieren, wie viel ich esse, dass ich mir keinerlei Sorgen mehr zu machen brauche! Früher hätte ich einen solchen Tag wie den eben beschriebenen schon mit einem Frühstück begonnen, auch wenn ich noch keinen Hunger gehabt hätte, weil ja das Frühstück „die wichtigste Mahlzeit des Tages“ ist. Das wäre meinem Körper aber eindeutig zu viel gewesen. Ich hätte also mehr gegessen, als mein Körper eigentlich gebraucht und gewollt hätte.

Und nun lassen Sie uns dazu übergehen, wie auch Sie Ihren Hunger wieder kennen und in Ihren Alltag integrieren lernen.

Lernen Sie Ihr Hungergefühl wieder zu spüren und zuzulassen!

Nehmen Sie sich am besten einen Tag frei, reservieren Sie sich dafür Zeit am Wochenende oder während Ihres Urlaubs und fangen Sie einfach damit an. (Es ist natürlich auch möglich, zu beginnen, wenn Sie arbeiten müssen, allerdings sind Sie dann äußeren Zwängen ausgesetzt, und müssen sich einrichten, wann Sie essen können und wann nicht.)

Stehen Sie morgens auf wie sonst auch und essen Sie nichts. Warten Sie, bis Sie Hunger haben. Vielleicht hatten Sie schon lange keinen echten Hunger mehr und wissen gar nicht mehr, wie sich das überhaupt anfühlt. Das ist gar kein Problem. Wenn Sie nicht sicher sind, ob Sie Hunger haben, schauen Sie einfach auf die Uhr und warten Sie noch eine Stunde länger. Hunger ist ein sehr intensives Gefühl, welches sich bei Ihnen sehr deutlich melden wird. Wenn das Hungergefühl, das Sie verspüren, immer noch nicht stark genug erscheint, warten Sie noch eine weitere Stunde. Wagen Sie dieses Experiment einmal!

Wenn der Hunger dann richtig da ist, setzen Sie sich an den Tisch und essen Sie, worauf Sie Lust haben, bis Sie nicht mehr mögen. Und ganz wichtig: Es gibt keine Regeln, wie die erste (oder irgendeine andere) Mahlzeit des Tages aussehen sollte. Wer hat schon das Recht zu behaupten, dass ein Frühstück aus Broten mit Aufschnitt oder Müsli bestehen sollte? Wenn Sie Appetit auf etwas völlig anderes haben, dann kann Ihre erste Mahlzeit des Tages auch eine Bratwurst sein. Was und wie viel, das entscheiden nur Sie. Und danach geht es so weiter: Sie warten wieder, bis Ihr Hunger sich deutlich zu Wort meldet und Sie essen. Ihr Körper sendet sein Signal und Sie reagieren.

So integrieren Sie Ihren Hunger in Ihren Alltag

Es ist durchaus verständlich, dass nicht alle Berufe es zulassen, immer dann zu essen, wenn Sie Hunger haben. Es kann sein, dass Ihr Alltag Sie zwingt, Ihren Hunger zu planen. Sie werden diesbezüglich mit der Zeit Erfahrung sammeln. Wenn Sie festgestellt haben, dass Sie morgens keinen Hunger haben, der Hunger aber um 11 Uhr sehr heftig kommt, Ihre Arbeit aber erst eine Mahlzeit um 13 Uhr zulässt und Sie sich mit einem hungrigen Bauch nicht konzentrieren können, so können Sie versuchen, Ihren Hunger ein wenig zu verschieben. Finden Sie einfach heraus, was für Sie hier gut funktioniert. Vielleicht löst schon ein kleiner Snack morgens das Problem und Ihr Hunger steht um 13 Uhr erst auf der Matte.

Wenn ich beispielsweise weiß, dass ich um 20 Uhr bei Freunden zum Essen eingeladen bin, aber um 18 Uhr quälenden Hunger habe, so esse ich nur etwas ganz Kleines, weil ich so sichergehen kann, dass ich um 20 Uhr wieder prächtigen Hunger bekommen werde und mit Wonne und Lust mit meinen Freunden zusammen dinieren kann. Ich habe mir außerdem zur Regel gemacht, dass ich versuche, *mindestens einmal am Tag richtigen Hunger zuzulassen.* Wenn ich an freien Tagen Herr meiner Zeit bin, so plane ich meist gar nicht. Ich esse dann wirklich nur, wenn ich hungrig bin. So komme ich je nach Aktivität auf ein bis drei schöne und köstliche Mahlzeiten pro Tag.

Ich verspreche Ihnen, Ihnen wird Ihr Essen so auch viel besser schmecken. Freuen Sie sich darauf, und versuchen Sie nicht, die kleinsten Anflüge von Hunger schon durch eine Mahlzeit zu stillen. Nehmen Sie vielmehr den Hunger als eine Kommunikation mit Ihrem Körper wahr. Damit Sie ihn deutlich genug hören und verstehen können, muss er erst einmal laut genug zu Ihnen sprechen. Ein wichtiger und positiver Nebeneffekt an der ganzen Sache: Sie lernen sich selbst wieder richtig kennen und werden völlig neue Seiten an sich entdecken. Begeben Sie sich auf Entdeckungsreise, Sie werden es nicht bereuen!

Lassen Sie sich die Zeit, die Sie brauchen, und haben Sie Geduld mit sich selbst!

Beherzigen Sie das bitte: Sie führen keinen Kampf gegen Ihren Körper, sondern Sie versuchen eine alte Freundschaft wieder zu beleben. Da muss man zunächst wieder das Hinhören lernen. Achten Sie auf die Signale Ihres Körpers, auf seine Sprache und lernen Sie ihn langsam wieder kennen. Wenn Sie sich genug Zeit geben und Geduld haben, werden Sie ihn schon bald wieder schätzen und lieben lernen. Und Sie werden sich fragen, wie Sie ihm all die Diäten und den ganzen Kram jemals antun konnten. Werden Sie wieder ein starkes Team, und Ihr Körper wird Sie mit Genuss- und Glücksgefühlen belohnen!

Vielleicht ist Ihnen, während wir uns mit dem Hunger beschäftigt haben, die Frage gekommen, welche Rolle der Appetit eigentlich bei der Nahrungsaufnahme spielt und ob und wie er mit dem Hunger zusammenhängt. Dazu lesen Sie mehr im folgenden Kapitel.

Appetit (ver)spüren

Wenn Sie Appetit oder Hunger verspüren, denkt Ihr Bauch mit! In Ihrem Bauch befindet sich so etwas wie ein zweites Gehirn: das Bauchhirn, das in Fachkreisen auch enterisches Nervensystem genannt wird. Es besteht aus ca. 100 Millionen Neuronen und ist in der Lage, autonom zu arbeiten, das heißt *ohne* Steuerung durch Ihr Kopfhirn. Ihr Bauchhirn hat die Fähigkeit, die genaue Zusammensetzung der Nahrung, die Sie zu sich genommen haben, zu erkennen und mit Ihrem Kopfhirn darüber zu kommunizieren.

Mithilfe Ihres Hungers sagt Ihnen Ihr Körper *wie viel* Nahrung er möchte, mithilfe der Lust auf bestimmte Lebensmittel, Ihres Appetits *welche*. Dass Ihr Körper eine ziemlich genaue Vorstellung davon hat, *was* Sie zu sich nehmen sollten, haben wir in den letzten Kapiteln schon des Öfteren gehört. Ihr Bauchhirn wird in Ihnen demnach Appetit und Lust auf Lebensmittel auslösen, die Substanzen enthalten, die er benötigt, damit Ihr gesamter Organismus gut funktioniert. Es ist wie ein Instinkt. Sie werden sich einfach zu bestimmten Lebensmitteln hingezogen fühlen (erinnern Sie sich an die Supermarktübung!). Dieses Phänomen ist in der Forschung sehr gut beschrieben worden (seltsamerweise, haben all die Experten, die ihr Geld damit verdienen, Ihnen zu sagen, was gesund für Sie ist, anscheinend noch nie etwas davon gehört). Bietet man Ratten beispielsweise an verschiedenen Tagen verschiedene Futtersorten mit unterschiedlichem Kaloriengehalt an, so nehmen sie trotzdem an jedem der Tage immer wieder die gleiche Menge an Energie zu sich. Die Tiere spüren einfach instinktiv, wie viel sie brauchen. Gibt man ihnen eine Weile lang nur ein bestimmtes Futter, welches einen bestimmten Nährstoff nicht enthält, so entwickeln sie einen Mangel an genau diesem. Bietet man ihnen danach viele verschiedene Sorten an Futter an, wovon aber nur eines den Nährstoff enthält, der ihnen fehlt, so fangen sie an, nachdem sie alle Futtersorten durchprobiert haben, nur das Futter zu fressen, welches den so dringend benötigten Nährstoff enthält. – Keine der Ratten musste bei der Wahl ihres Futters den Rat eines Experten heranziehen. Jede Ratte ist ihrem Hunger, ihrer Esslust und ihrem Instinkt gefolgt. Warum sollen Sie als Mensch das nicht auch können?

Tatsächlich sind derartige Phänomene auch an Menschen beobachtet und beschrieben worden: Die meisten Kinder hassen Lebertran, aber nicht alle. Es wurden in Krankenhäusern Beobachtungen dokumentiert, die besagen, dass kleine Kinder, die einen starken Vitamin-D-Mangel hatten, plötzlich gerne am Lebertran naschten, weil darin Vitamin D enthalten ist. Als ihr Defizit wieder behoben war, ließen die Kinder den Lebertran wieder links liegen.

Wenn Sie aufmerksam sind, werden Sie ähnliche Phänomene auch in Ihrer näheren Umgebung beobachten können. Ich habe etwas Ähnliches selber erlebt: An der Universität, in der ich gearbeitet habe, waren meine Arbeitskollegen sehr auf ihre „gesunde“ Ernährung bedacht. Sie wählten gerne das fettarme Dressing, den Light-Joghurt und aßen gerne Bio-Vollkornbrot. Große Salate wurden verspeist, rohe Gemüse-Sticks mit Magerquark geknabbert und fett- sowie kohlenhydratarme Protein-Shakes getrunken. Kurz: Man ernährte sich so, wie es das Geschrei im Expertendschungel anpries. Dann gab es aber wöchentlich genau einen Tag, an dem jedes Mal eine seltsame Unruhe das universitäre Essgeschehen durchbrach. Mann kontrollierte sehr genau die Speisepläne der Mensa, E-

Mails wurden schnell an alle geschrieben, der Kollege aus dem Labor im Nachbargebäude wurde angerufen und man verabredete sich mit den anderen zum Essen – es war beinahe wie ein Ritual. Bereits früh morgens hatte es mit den Gesprächen über das Essen angefangen, und dann schauten alle nur noch sehnsüchtig immer wieder auf die Uhr, ob es schon Mittag sei. Dann, eine viertel Stunde vor eins setzten sich alle gemeinsam in Bewegung, und es ging in die Mensa. Was da los war? Nichts Besonderes, es handelte sich lediglich um den so heiß und innig geliebten Currywurst-Tag. Für jeden gab es eine Currywurst mit Pommes, Ketchup, Mayonnaise und Brot dazu. Wirklich jeder hatte diese gigantische, leckere Fettbombe auf seinem Teller und genoss es. Es schien so, als würde sich der Körper nun alles zurückholen, was ihm in der Woche zuvor vorenthalten worden war. Angenehm gesättigt gingen wir wieder an die Arbeit und nahmen erneut eine Woche mit fettarmer Milch und vitaminreichen Gemüse-Sticks auf uns.

Ein weiteres Erlebnis, das mir gezeigt hat, wie klug mein Körper ist, hatte ich in Indien, wo ich vor einiger Zeit für ein halbes Jahr gelebt habe. In Indien unterscheiden sich die Gerichte und Lebensmittel sehr deutlich von denen in Deutschland. Ich habe damals bemerkt, dass mein Körper deshalb diese mir völlig fremde Nahrung nicht einschätzen konnte. Im ersten Monat hatte ich häufig Hunger. Ich hatte zwar schon viele verschiedene Lebensmittel ausprobiert, aber noch nie wirklich Appetit auf bestimmte indische Gerichte bekommen, weil ich sie ja nicht kannte. Nach einer Weile nahm ich plötzlich zu und bemerkte, dass ein paar Hosen am Bund etwas kniffen. Mein Körper konnte den Energie- und Nährstoffgehalt des Essens noch nicht richtig analysieren. Aber von einen Tag auf den anderen änderte es sich dann, als mein Körper sich endlich an das neue Nahrungsangebot angepasst hatte. Ich bekam auf ganz spezielle indische Gerichte Lust, wusste häufig genau, was ich essen wollte, und hatte auf einmal auch weniger Hunger. So waren mir meine Hosen auch bald nicht mehr zu eng und die Gelüste auf bekanntes deutsches Essen wurden immer schwächer. Was für ein Anpassungskünstler unser Körper doch ist, dachte ich damals. Das werden Sie bestimmt auch bald bemerken.

Wenn Sie mit einer Nahrung schlechte Erfahrungen gemacht haben, wird er Sie auch vor dem erneuten Verzehr dieser Speise durch körperliche Reaktionen schützen. Wer einmal verdorbene Muscheln gegessen und die Nacht mit Krämpfen und Erbrechen auf der Toilette verbracht hat, braucht keinen guten Vorsatz, um nie wieder Muscheln zu essen. Sie werden einen Ekel empfinden, und der wird Sie so und so in Zukunft davon abhalten. Ihr Bauchhirn hat einfach ein zu gutes Gedächtnis dafür, was Ihnen in der Vergangenheit nicht gut getan hat und wird Sie durch das Empfinden von Ekel davor bewahren, diese Dinge noch einmal zu essen. Machen Sie es sich zur Regel, auf dieses Gefühl zu hören! Wenn Sie sich beispielsweise vor der Haut auf der Milch ekeln, dann essen Sie sie nicht! Ihr Körper wird seine Gründe dafür haben, auch wenn Ihr Kopfhirn von diesen nichts weiß oder sie nicht versteht.

Weil Ihr Körper sich immer das holen wird, was er braucht, sollten Sie sich unbedingt erlauben, auf ihn zu hören und das zu essen, worauf Sie Lust haben. Sie wissen, Ihr Bauch hat nur einen einzigen Plan: am Leben zu bleiben und gesund zu sein. Das ist einfach so, auch wenn Ihr Kopfhirn das nicht immer akzeptieren will und andere Gründe vorschiebt. Vertrauen Sie einfach von nun an immer mehr Ihrem physischen Instinkt und lassen Sie den Kopfexperten reden oder bringen Sie ihn zum Schweigen!

Lesen Sie nun, wie Sie Ihr Bauchhirn und Ihren Appetit näher kennenlernen können. Im Folgenden habe ich ein paar praktische Empfehlungen für Sie zusammengefasst.

Der erste Schritt: auf den Hunger warten und den Appetit erspüren

Ihren Hunger haben Sie ja bereits näher kennenlernen können. Sie wissen, dass Sie sich gesund ernähren und Ihr natürliches Gewicht erreichen können, wenn sich Ihr Hunger richtig bemerkbar macht. Dann erst können Sie sich sicher sein, dass Sie nicht aus Langeweile oder anderen Gründen essen.

Mit dem Hunger kommt der Appetit. Wenn es also so weit ist, spüren Sie einfach mal in sich hinein und überlegen Sie sich, auf welches Gericht, Essen oder Lebensmittel Sie richtig Lust haben. Vielleicht denken Sie dabei auch an Ihren Supermarktspaziergang, Ihren letzten Besuch auf dem Wochenmarkt oder an Ihre persönliche Lieblingsgerichte-Liste. Wenn Sie dabei innere Bilder vor Ihren Augen haben, läuft Ihnen vielleicht bei dem einen oder anderen Gericht jetzt schon das Wasser im Mund zusammen. Nehmen Sie bei dem Durchstöbern der Möglichkeiten auch wahr, auf was Sie keine Lust haben und was Sie vielleicht sogar anekelt.

Wenn Sie etwas regelrecht anwidert, sollten Sie das durchaus ernst nehmen. Aus Erfahrung weiß ich, dass dies nicht unbedingt selbstverständlich ist. (Vielleicht haben wir alle dafür noch zu sehr den Satz aus unserer Kindheit im Kopf: „Es wird gegessen, was auf den Tisch kommt!"). Hören Sie also auf Ihren Ekel! Essen Sie nichts, bei dessen Anblick oder Geruch Sie ein Gefühl der Abneigung empfinden oder was Ihnen nicht schmeckt. Ekel ist eines der deutlichsten Zeichen, dass Ihr Körper nicht möchte, dass Sie etwas Bestimmtes zu sich nehmen. (Bedenken Sie auch, dass Nahrung nicht mit Medizin vergleichbar ist, die man schlucken muss, auch wenn Sie eklig schmeckt!) Sollte Ihr Körper aber Nährstoffe brauchen, die beispielsweise in Lebertran, Brokkoli oder Weizenkleie enthalten sind, werden Sie ohne jeden Ekel zugreifen und es sich schmecken lassen können.

Essen Sie auf alle Fälle nur das, worauf Sie wirklich Appetit haben, und lassen Sie sich nicht durch die Stimme Ihres Ernährungsberaters im Kopf davon abbringen. Hören Sie einmal ganz darauf, was Ihnen Ihr Bauch sagt.

Wie Sie Ihrem Appetit mehr Spielraum bieten und Ihr Repertoire erweitern

Natürlich haben Sie nicht immer alles im Haus, worauf Sie Appetit haben. Eine frische Rehkeule nachts um 11 Uhr aufzutreiben, ist wahrscheinlich noch schwieriger, als für eine Schwangere um 3 Uhr ein Glas Silberzwiebeln zu besorgen. Aber Sie können Ihrem Appetit bessere Rahmenbedingungen schaffen, dass er eine größere Auswahl an verschiedenen Möglichkeiten hat, auf die er reagieren kann. Wenn ich zum Beispiel frei von äußeren Zwängen, wie meinem Arbeitsalltag oder einer Esseneinladung von Freunden bin und zwanglos entscheiden kann, was ich essen möchte, so öffne ich meinen Kühlschrank und schaue dort und im Regal nach, was ich an Lebensmitteln vorrätig habe. Dann überlege ich, was ich aus den einzelnen Zutaten alles zaubern könnte. Vor meinem inneren Auge stelle ich mir dann vor, wie das Gericht aussieht, das ich essen möchte, und mit meinen Sinnen, wie es wohl riechen und schmecken würde. Auf diese Weise gebe ich mir die Chance, herauszufinden, was ich von all den Varianten am liebsten kochen und essen würde, worauf ich am meisten Appetit habe.

Probieren Sie das auch einmal aus und seien Sie dabei kreativ und erfinderisch! Um mir und meinem Appetit einen größeren Spielraum zu bieten, achte ich beim Einkaufen übrigens bereits darauf, ganz unterschiedliche Lebensmittel in den Warenkorb zu packen. Sie sollten sich gut kombinieren lassen, sodass man mit ihnen möglichst viele verschiedene Gerichte kochen kann. Werden Sie neugierig und kaufen Sie auch mal ganz neue Lebensmittel, Gemüsearten und Früchte ein! Trauen Sie sich und versuchen Sie einmal völlig andere Gerichte und Zusammenstellungen aus, die Sie bislang noch nicht kannten. Denn je mehr Speisen Ihr Bauchhirn kennengelernt hat, desto genauer kann es Ihnen mitteilen, was Sie brauchen, um gesund zu sein. (Wie soll Ihnen Ihr Bauch beispielsweise Appetit auf einen Apfel machen, wenn er nie erfahren konnte, wie so eine Frucht schmeckt und welche Substanzen er enthält?)

Und zu guter Letzt noch ein Tipp: Wenn Sie das nächste Mal in ein Restaurant einkehren, lassen Sie Ihren Blick doch einmal über die Speisekarte schweifen. Achten Sie einmal darauf, zu welcher Speise Sie sich am meisten hingezogen fühlen und wählen Sie danach Ihr Essen aus. Das ist zum einen ein gutes Appetit-Training und zum anderen erhalten Sie hier vielleicht auch noch die eine oder andere Inspiration für Ihre zukünftigen Gerichtvarianten. Ich wünsche Ihnen jetzt schon einmal einen guten Appetit! Genießen Sie Ihr Essen!

Essen Sie mit Freude und verbannen Sie Gesundheitsthemen vom Tisch
Wenn Sie essen, genießen sie es mit all Ihren Sinnen! Essen Sie das, worauf Sie Lust haben mit Freude und scheren Sie sich nicht darum, was andere Menschen davon halten und von Ihnen denken könnten! Sie und bestenfalls auch Ihre Tischpartner werden feststellen, wie viel angenehmer es ist, mit einem Menschen gemeinsam zu essen, der die Speisen, die serviert werden, genießt und der ihre Köstlichkeit preist, als mit einem, der unaufhörlich über die Gesundheitsparameter des Essens diskutieren will. Was habe ich es letztens genossen, als sich das Tischgespräch bei der italienischen Familie meiner Frau eine halbe Stunde darum drehte, warum *diese eine* hausgemachte Pizza, die wir gerade verspeisten so außergewöhnlich lecker sei und ein anderes Restaurant dringend daran arbeiten sollte, den Boden ihrer Pizza genauso knusprig werden zu lassen. Die ganze Zeit ging es nur darum, wie eine Pizza schmeckt und noch besser zubereitet werden kann, und keine Sekunde um das Thema, ob die Pizza nun gesund ist oder ungesund und ob man davon nicht zu sehr zunimmt. Dem Genuss stand nichts im Wege, im Gegenteil.

Lassen Sie es sich also einfach nur schmecken und sich von anderen nicht den Appetit vermiesen!

Darf ich wirklich alles essen?

Ich habe in der Vergangenheit die Erfahrung gemacht, dass genau an dieser Stelle bei den meisten Menschen, denen ich von meiner „natürlichen“ Ernährung erzählt habe, ganz dringende Fragen auftauchten. Kann und soll ich denn jetzt wirklich *alles* essen? Was ist mit Tiefkühlpizza? Was mit den ganzen Geschmacksverstärkern, E-Nummern und Zusatzstoffen? Und wie verhält es sich mit den Burgern von einer der großen Fast-Food-Ketten?

Es ist mehr als verständlich, dass diese Fragen aufkommen. Gerade wenn Sie damit beginnen, das zu essen, was Ihr Körper gerne möchte, werden Sie vermutlich verwundert sein, und es wird Sie vielleicht sogar irritieren, was Ihr Appetit alles einfordert. Ich empfehle Ihnen ausdrücklich, gerade in den ersten Wochen all Ihren Gelüsten *bedingungslos* nachzugehen. Wenn Sie plötzlich regelmäßig im Fast-Food-Restaurant um die Ecke einkehren, so ist es das, was Ihr Körper möchte und braucht (denken Sie an den Currywurst-Tag in meiner Mensa). Den besten Rat, den ich Ihnen deshalb offen und ehrlich gebe, lautet:

Belegen Sie kein Lebensmittel mit Verboten!

Ich kann Ihnen aus Erfahrung versichern, dass innerliche Verbote Lebensmittel nur attraktiver machen. Glauben sie mir, Ihr Appetit und Ihre Lust auf bestimmte Lebensmittel, die Ihr

Kopfexperte nur zu gerne auf den Index setzen würde, werden sich normalisieren! Ich habe beispielsweise in meinen ersten Wochen ohne Essensverbote regelmäßig nach dem Abendessen eine halbe bis ganze Tafel Vollmilchschokolade verdrückt. Zuvor hatte ich mir die Schokolade immer versagt und sie als eine Versuchung des Teufels betrachtet, was meinen unbändigen Appetit darauf nur vergrößerte. Als ich meinem Körper dann vorbehaltlos das gab, was er verlangte, lernte er sehr schnell, dass er Süßes bekommt, wenn er es möchte, und die Lust auf Schokolade ließ schnell wieder nach. Inzwischen kann ich also Schokolade im Haus haben, ohne dass ich den Drang verspüre, sie sofort und vollständig zu vernaschen. Das war zuvor undenkbar! Wenn ich mir damals gestattete, etwas Süßes zu essen, so gab es kein Halten mehr, bis nichts mehr im Haus war. Diese Gier auf Süßigkeiten ist nun verschwunden.

Wenn Ihr Körper folglich nach den ersten Wochen „normal" essen erfährt, dass er das von Ihnen bekommen kann, was er braucht, so wird bei Ihnen der unmäßige Appetit auf bestimmte Lebensmittel nachlassen und viele Dinge werden ihren Reiz verlieren. Sie werden bemerken, dass Ihr Körper bestimmte Lebensmittel zu bestimmten Zeiten einfordert, und Sie werden entsprechend unterschiedliche Nahrungsmittel vorrätig haben. Ebenso werden Sie die Geschmacksrichtungen variieren, auf die er Lust hat. Sie werden viel Neues entdecken, und so einiges über sich und Ihren Körper lernen können. Vertrauen Sie ihm nur und gestatten Sie ihm, zu Beginn Ihrer neuen Lebensweise seine neue Freiheit ganz auszukosten.

Jetzt aber noch ein paar Worte zu den künstlichen Zusatzstoffen und E-Nummern: Wie geht man damit um? Der Einsatz von Zusatzstoffen in der Lebensmittelindustrie hat meist zwei Gründe. Zum einen lassen sich viele Lebensmittel nur mehr schlecht als recht in Maschinen verarbeiten, weshalb ein Großteil der Zusatzstoffe dazu da ist, die maschinelle Verarbeitung der Lebensmittel-Rohstoffe zu erleichtern und ihre Haltbarkeit zu verbessern. So gibt es etwa Substanzen, die verhindern, dass Flüssigkeiten bei der Produktion bestimmter Lebensmittel zu stark schäumen, andere wiederum sorgen dafür, dass pulverförmige Substanzen nicht verklumpen und rieselfähig bleiben. Ganz generell, kann man sich natürlich fragen, ob man Lebensmittel essen möchte, die unter diesen Umständen in industriellen Maschinen verarbeitet wurden. Ich sehe in dieser Art von Zusätzen jedoch keine Bedrohung für unseren Leib und unser Leben. Zum anderen gibt es aber auch Zusatzstoffe, die den Geschmack, die Farbe, den Geruch, die Konsistenz und viele andere Lebensmittelfaktoren verbessern sollen, damit wir das Endprodukt mehr mögen und es uns besser schmeckt. Dies sehe ich hingegen als problematisch an. Warum soll man hochwertige und gute Zutaten verbessern? Der Beweggrund für den Einsatz dieser Zusätze kann doch nur sein, dass sie minderwertige Nahrungsmittel schmackhaft machen sollen. Ein minderwertiges Essen wird durch Geschmacksverstärker zwar schmackhaft, es bleibt aber minderwertig. Hochwertige und gut zubereitete Lebensmittel beinhalten von Natur aus schon genug eigene Geschmacksstoffe.

Aber auch hier ist Ihr Körper ein Meister! Er wird früher oder später minderwertige Lebensmittel erkennen, selbst dann, wenn Sie nicht minderwertig schmecken. (Erinnern Sie sich an das Beispiel mit den Ratten, die zielsicher das Futter auswählten, welches den Nährstoff enthielt, den sie dringend benötigten? Ratten sind sogar selbst dann noch in der Lage das Futter auszuwählen, welches ihr Körper braucht, wenn ihnen die Geschmacks- und Geruchsnerven durchtrennt werden und sie nicht mehr schmecken oder riechen können! Ihr Körper sagt ihnen dann, was sie fressen müssen, um trotz ihrer Sinneseinschränkung zu überleben.) Am Anfang trügt der gute Geschmack minderwertiger, künstlich verbesserter Lebensmittel Ihren Körper vielleicht ein paar Mal. Aber nach kurzer Zeit wird er in der Lage sein, minderwertiges Essen auszumachen, auch wenn es künstlich manipuliert wurde. Das ist auch der

Grund, warum viele Lebensmittelhersteller ständig neue Sorten und Geschmacksrichtungen produzieren. Diese Lebensmittel werden gekauft solange sie neu sind und verschwinden anschließend wieder, weil die Konsumenten die Lust darauf verloren haben, sie ihnen nicht mehr schmecken. Vielleicht sind da zu viele künstliche Aromen enthalten gewesen, sodass sie weniger oder gar nicht mehr gekauft werden. Darum muss dann so schnell wie möglich eine neue Geschmacksrichtung her, um die Kunden aufs Neue zu erreichen.

Den gleichen Effekt kennt man auch aus Kantinen, wo Essen aus Großküchen angeliefert und nur aufgewärmt wird. Anfangs isst noch die gesamte Belegschaft einer Firma in der neuen Kantine, aber schon nach wenigen Wochen nur noch ein Bruchteil der Mitarbeiter. Die meisten sind dann schon längst wieder zu dem altbewährten, von zu Hause mitgebrachten Essen zurückgekehrt oder gehen auswärts essen.

Der menschliche Körper lässt sich eben doch nicht so leicht betrügen! Sie können ihm also ruhig vertrauen und brauchen sich nicht bestimmte Lebensmittel zu verbieten, nur weil Ihr Kopfexperte mal wieder über die Themen gesund oder ungesund spricht.

Wenn Sie wieder „normal" essen, kann es passieren, dass innerhalb der ersten Wochen Ihr Gewicht beginnt zu schwanken. (Es wird sich aber später wieder in der Nähe Ihres natürlichen Sollwerts einpegeln, also keine Angst!) Ihr Körper und Ihr Geschmack sind dann dabei, die neue Freiheit auszutesten, und Sie werden an vielen Lebensmitteln, die Sie sich früher nur mit Mühe verbieten konnten, von ganz alleine die Lust verlieren. Ich habe beispielsweise fast vollständig die Lust auf Kartoffelchips verloren, die früher eine Art der Belohnung und eine kleine Heiligkeit für mich waren. Frischen, grünen Blattsalat, der einst für mich als das gesündeste Essen überhaupt galt, lasse ich nun fast völlig links liegen. Dafür habe ich meine Vorliebe für frischen Kraut- und Gurkensalat entdeckt. Kartoffeln waren früher für mich eine hässliche, stopfende und kohlenhydrathaltige Unart der Deutschen. Jetzt liebe ich es geradezu, sie gekocht mit einem schönen Stück Butter und etwas Kräuterquark zu genießen. Um Kohlenhydrate schere ich mich heute gar nicht mehr. Tiefkühlpizza war für mich damals ein Hochgenuss und zugleich auch eine der größten Sünden, die ich mir verbot. Jetzt bevorzuge ich eine delikate, knusprige Steinofenpizza von meinem Italiener um die Ecke und dazu ein kühles, erfrischendes Glas Hefeweizen.

Lassen Sie sich von nun an auch von Ihrem Körper durch Hunger, Appetit und Lust am Essen leiten, und genießen Sie es, wie Sie sich nach und nach immer besser fühlen und glücklicher werden. Freuen Sie sich darauf, wenn sich Ihr Ernährungsexperte im Kopf endlich aufgrund von Arbeitslosigkeit immer mehr aus Ihrem Gehirn verabschiedet. Langsam aber sicher wird es dort ruhiger werden. Die Diäteskapaden Ihrer Mitmenschen werden Sie bald schon eher mitleidig als ehrfürchtig begleiten. Die Zahl auf der Waage, die aufgenommenen Kalorien, der Fettgehalt Ihres Joghurts und die Entdeckung eines neuen Low-Carb-Brotes werden nicht mehr darüber entscheiden, ob Sie ein glücklicher Mensch sind oder nicht.

Und um die anfängliche Frage zu beantworten: Ja, wenn Sie Ihren Hunger deutlich spüren, essen Sie wirklich alles, worauf Sie Lust haben, und hören Sie damit auf, wenn Sie satt sind und das Bedürfnis Ihres Körpers befriedigt haben. Er weiß, was gut für Sie ist und wie Sie Ihr natürliches Gewicht erreichen können.

Zusammenfassung

- Verabschieden Sie sich von allen Essenskonventionen und belegen Sie kein Lebensmittel mit Verboten.
- Lernen Sie Ihren Hunger kennen.
- Führen Sie sich nur Nahrung zu, wenn Sie Ihren Hunger deutlich spüren und essen Sie nur Dinge, die Sie mögen.
- Suchen Sie sich zum Kochen nur Lebensmittel, Gerichte oder Zutaten aus, auf die Sie wirklich Appetit haben.
- Essen Sie auf keinen Fall etwas, was Sie nicht mögen oder Sie sogar anwidert. Ekel ist ein deutliches Körpersignal dafür, dass diese Nahrung Ihrem Organismus nicht gut tun wird.
- Vergrößern Sie Ihr Repertoire! Probieren Sie häufig unbekannte Lebensmittel und neue Gerichte aus, um den Erfahrungshorizont Ihres Bauchhirns zu erweitern.
- Sorgen Sie in Ihrer Vorratskammer und in Ihrem Kühlschrank für ausreichend kombinierbare Lebensmittel, um Ihrem Appetit einen größeren Spielraum zu geben.
- Essen Sie mit Genuss und Freude, und lassen Sie sich Ihr Essen nicht durch Gespräche über Gesundheitsthemen verderben.
- Vertrauen Sie Ihrem Körper. Er weiß, was gut für Sie ist und wie Sie Ihr natürliches Gewicht erreichen.

Empfehlung: Boykottieren Sie die Gesund-ungesund- und die Gewichtsdebatte bei Tisch!

Sollen in Fleisch, das nicht aus dem Bioladen kommt, nicht massenweise Antibiotika enthalten sein? Sind das nicht die Früchte, welche die meisten Kohlenhydrate enthalten? Brauchen wir überhaupt das Kalzium aus der Milch? Entzieht Kaffee dem Körper wirklich Wasser? Sind Vollkornprodukte nicht gesünder, weil sie mehr Ballaststoffe enthalten und man davon auch weniger zunimmt?

Man kann anderen Menschen kaum ein schlechterer Tischgeselle sein, wenn man auf diese Weise das Gespräch bei einem gemeinsamen Mahl beginnt. Verzichten Sie also besser auf das Analysieren von Essen, insbesondere dem, welches Sie und Ihre Tischnachbarn gerade auf den Tellern haben, und nehmen Sie stattdessen lieber Ihr köstliches Gericht mit allen Sinnen wahr. Menschen, die ihr Essen verbal in seine Bestandteile zerlegen, heben nur die Funktion von Essen hervor, bewerten ihre Analyse nach Meinung irgendwelcher Experten und zerstören am Tisch auch für alle anderen die Möglichkeit, auf natürliche Weise ihr Essen zu genießen. Sie verbinden Essen mit technischem Wissen, einem Denken in den Kategorien gesund oder ungesund und machen dabei sehr oft sich selbst, aber auch anderen mit ihren Gesundheitsdebatten ein schlechtes Gewissen und das gute Essen madig.

Hinzukommt, dass uns diese Gespräche für die so wichtigen Signale unseres Körpers taub machen: *Hunger, Appetit, Ge-*

nuss und Wohlbefinden. Sie lenken uns wie der Experte in unserem Kopf, der alles besser zu wissen glaubt, ab vom Eigentlichen. Und darum lege ich Ihnen ans Herz:

Führen Sie ab sofort über „gutes" oder „böses" Essen keine Analysegespräche mehr und boykottieren Sie diese bei anderen!

Wir machen uns oft gar nicht bewusst, wie viele andere, bessere und interessantere Tischthemen es gibt, und wie gut wir darin sein können, ein Gespräch auf ein anderes Thema zu lenken. Das klappt erstaunlich gut, besonders wenn Sie selbst von einer Sache begeistert sind, die Sie erzählen wollen! Lenken Sie also ganz selbstbewusst beim nächsten Mal, wenn wieder einmal jemand mit dem leidigen Thema anfängt, das Gespräch aktiv auf andere Themen über. Weigern Sie sich ruhig, darüber zu sprechen, und lehnen Sie es vor anderen ab, darüber zu diskutieren, ob ein Nahrungsmittel gesund ist oder nicht, welche Inhaltsstoffe es enthält, wie viel oder wie wenig man davon essen sollte usw. Und hören auch Sie damit auf, das Essverhalten anderer Menschen zu kommentieren, falls Sie das je getan haben. Lassen Sie auch nicht zu, dass man Ihr Essverhalten kommentiert. Geben Sie aber gerne über Ihre neue Einstellung zum Essen Auskunft und was es für Sie bedeutet, endlich wieder „normal" zu essen und Ihren Hunger und Appetit wieder spüren zu können. Worüber man beispielsweise auch noch sprechen könnte, wäre, wie jedem sein Essen schmeckt, ob man bei dem anderen einmal probieren kann, ob der Pizzaboden mit einem knusprigeren Boden leckerer wäre und was man vielleicht beim nächsten Mal an dem einen oder anderen Gericht verbessern könnte.

Vergegenwärtigen Sie sich am Schluss noch einmal, dass es bei einem Analysegespräch über Essen und Gesundheit bei Tisch nur Verlierer geben kann. Entscheiden Sie sich darum zukünftig für Genuss und Freude beim Essen, auch was die Gespräche betrifft. Es ist wie bei der Wahl des richtigen Essens, das was sich gut anfühlt, tut auch gut. Sie können dabei nur gewinnen und werden bestenfalls durch Ihre positive Art die anderen mit sich reißen. Vor allen Dingen aber hören Sie auf sich selbst und Ihr Bauchgefühl, denn dies ist der direkte und richtige Weg zu einem Leben in Gesundheit, Glück und Zufriedenheit, und fangen Sie jetzt gleich damit an, sich besser zu fühlen.

Um wieder ganz wir selbst zu sein, sollten wir uns aber noch andere Dinge bewusst machen, die damit zusammenhängen, dass wir nicht erst auf eine ferne Zukunft warten müssen, um uns glücklich zu fühlen. Davon aber mehr im nächsten Kapitel.

ICH WERDE WIEDER ICH SELBST SEIN

Beginnen Sie jetzt damit, sich Glücksgefühle zu verschaffen

Stellen Sie sich einmal vor, wie es wäre, wenn sich Ihr Körper ab sofort nicht mehr verändern würde? Ihr Bauch würde nicht flacher werden, Ihre Haare nicht mehr wachsen, Sie würden auch nicht mehr Muskeln bekommen und auch nicht weiter zunehmen. Ihre Cellulite würde nicht verschwinden und Ihre Haut nicht mehr glatter werden. Alles würde so bleiben, wie es ist, für den Rest Ihres Lebens. Die Gedanken darüber, was sich in Ihrem Leben alles ändern würde, wenn Sie nur schlanker (schöner, muskulöser etc.) wären, hätten ab jetzt keine Bedeutung mehr, weil dieser Zeitpunkt niemals eintreffen würde. Wie würden Sie sich da fühlen? Wie würde Ihr Leben dann ab jetzt aussehen? Was würde sich ändern?

Halten Sie am besten einmal für einen kurzen Moment inne, nachdem Sie diesen Absatz gelesen haben. Schließen Sie die Augen und versuchen Sie sich wirklich vorzustellen, was das für Sie und Ihr Leben bedeuten würde.

Vielleicht ist Ihnen mittels dieser kleinen Übung bewusst geworden, wie viel Zeit Sie darauf verwenden, auf etwas hinzuarbeiten, wovon Sie gar nicht wissen, wann und ob sich das überhaupt realisieren lässt. Als Sie sich gefragt haben, was denn dann bleibt von Ihrem bisherigen Leben, wenn all die Äußerlichkeiten nicht mehr veränderbar und somit für Sie unbedeutend geworden sind, haben Sie möglicherweise bemerkt, dass das, was wirklich zählt, innere Werte sind, Freundschaften, Ihre Beziehung, Momente, in denen Sie zufrieden und glücklich sind.

Warum in die Ferne schweifen, wenn das Glück doch so greifbar nah für Sie ist?

Ich selbst habe in der Vergangenheit viel Zeit damit verbracht, mir auszumalen und zu planen, wie ich wann aussehen würde. Im Oktober hatte ich eine genaue Vorstellung davon, wie viel schlanker ich im Mai sein würde, vorausgesetzt meine Diät würde erfolgreich sein und ich würde bis zum Schluss durchhalten. Ich machte Pläne, aber für eine Zukunft, die erst ab dem Zeitpunkt einsetzen sollte, wenn ich schlanker und muskulöser wäre. Dann, so glaubte ich, würde mein Leben von Grund auf besser werden. Ich würde viel glücklicher sein und wieder mehr Zeit für die Dinge und Menschen haben, die mir wichtig sind. Aber erst, so meinte ich, müsste ich das erste Basis-Etappen-Ziel erreichen: schlanker werden, mein Gewicht reduzieren und mir eine bessere Figur antrainieren. Ich müsste mich also noch einige Zeit gedulden, bis der Tag X endlich eintreten würde. Der Weg bis zu meinem Ziel war zwar unangenehm und entbehrungsreich, aber danach würde ich endlich so aussehen wie die Männer auf den Motivationsbildchen, die ich mir auf meinem PC abgespeichert hatte.

Wenn ich zurückblicke, macht es mich traurig, mich daran zu erinnern, wie ich reagierte, als meine Frau mich fragte, ob ich nicht einfach mal wieder wie früher „normal“ mit ihr zum Essen ausgehen wolle. Ich habe sie damals vertröstet und Ihr mitgeteilt, dass doch erst in acht Tagen der Tag sei, an dem ich alles essen dürfe, bevor es wieder in eine neue Diätperiode gehe. Noch trauriger macht es mich, wenn ich mir heute eingestehe, dass ich damals sogar der Auffassung war, dass ich das Ganze unter anderem für sie auf mich nehme. Ich wollte für meine Frau attraktiv und begehrenswert sein und konnte einfach nicht verstehen, warum sie mich zu diesem Zeitpunkt einfach so haben wollte, wie ich war, und nicht erst zu irgendeinem Zeitpunkt in ferner Zukunft mit einem tollen, schlanken Body und Sixpack. (Dass ich mir eigentlich kein schöneres Kompliment hätte wünschen können, ging mir erst viel später auf: Sie liebte mich, so wie ich bin, mit dem was mich ausmacht und störte sich nicht an irgendwelchen Äußerlichkeiten.)

Ähnlich wie mir ging es zu jener Zeit auch einer guten Freundin, die ich schon seit Kindheitstagen kenne. Sie hatte während ihrer ersten Schwangerschaft ziemlich viel zugenommen, und da sie zuvor immer recht schlank gewesen war, traf sie dies sehr. Im Gegensatz zu mir, der auf eine ferne Zukunft fokussiert war, sprach sie, wenn ich sie traf, vor allem von früher, von der Zeit, da sie noch schlank und rank gewesen war. Sie trauerte dieser Zeit sehr hinterher und begann eine Diät nach der anderen zu machen. Mit allerlei Abnehmprodukten versuchte sie ihr Glück, nahm etwas ab, aber gleich danach wieder zu. Sie war total unglücklich. Eine ganze Weile später wurde sie wieder schwanger und bekam zu ihrem Sohn noch eine kleine Tochter hinzu. Ihr Gewichtsproblem blieb, und sie startete wieder eine Diät nach der anderen und wurde darüber immer erschöpfter und trauriger. Zusätzlich begann sie noch Sport im Fitnessstudio zu machen, aber das änderte wenig an ihrer Figur. In einer unserer Gespräche gestand sie mir, dass sie die gesamte Situation richtig deprimierte und sie unbedingt wieder so attraktiv und schlank sein wollte wie früher. Erst dann würde es ihr wieder besser gehen.

Damals war ich mit dieser Situation gänzlich überfordert, weil ich mich selbst dem Diätenterror verschrieben hatte. Ich wusste nicht, was ich ihr sagen, womit ich sie trösten sollte. Heute denke ich, dass sie damals einfach jemanden gebraucht hätte, der ihr sagt und vor Augen führt, wie gut und wertvoll ihr

Leben im Hier und Jetzt ist und wie glücklich sie sich schätzen kann: Sie hatte eine wunderbare Familie, einen Mann, der sie liebte, auf den sie sich verlassen konnte, und außerdem zwei gesunde und quirlige Kinder. Trotz der Kinder hatten sie sich mit ihrem Mann so arrangiert, dass sie beide arbeiten und sich beruflich verwirklichen konnten. Sie hatte ihre Ausbildung sehr gut abgeschlossen und managte neben der beruflichen Belastung auch noch virtuos den Haushalt. Über Krankheiten oder Allergien konnte sie nicht klagen, sie war kerngesund. Und ihre Freunde kamen sogar von weit her, um ihr eine Freude zu machen und sie mit einer Party zu überraschen. Sie sah gut aus, hatte kräftige, dunkle, lange Haare, lebendige Augen und ein wunderschönes, strahlendes und mitreißendes Lächeln sowie eine natürlich weibliche Figur mit attraktiven Rundungen, die allerdings nicht den gängigen 1%-Körpermaßen entsprach.

Es gibt mehr als eine Karte, auf die Sie setzen können, um sich Ihren Traum von einem glücklichen, zufriedenen Leben zu erfüllen.

Ich frage Sie: Warum sollte so eine Frau dreimal pro Woche in ein Fitnessstudio gehen, welches sie hasst, anstatt diese Zeit mit ihren Kindern, ihren Freunden oder einem schönen Spaziergang in der Sonne zu verbringen? Warum setzt sie wohl bei einer so wichtigen Sache wie ihrem Lebensglück auf eine einzige Karte? Konkreter: Warum setzt sie ausgerechnet alles, woraus sie ihre Freude, ihre Zufriedenheit und ihr Glück bezieht, auf die 1%-Karte? Warum macht sie das nur von der so unbedeutenden Zahl auf der Waage abhängig? Warum hängt sie der Vergangenheit nach, wo doch ihr Schlüssel zum Glück direkt vor ihr im Hier und Jetzt liegt? Wie wäre es stattdessen, wenn sie bei Fragen des Lebensglücks auf verschiedene Karten setzen würde, auf ihre Familie, ihre Arbeit, den Sport, der ihr Spaß macht, ihre Freunde und die Hobbys, die sie so gerne betreibt?

Auf welche Karte/n haben Sie gesetzt, wenn es um Ihr Lebensglück geht? Was sind Ihre Quellen der Freude und des Glücks? Gibt es da auch nur eine oder doch mehrere? (Es lohnt sich, auf mehrere zu setzen. Glauben Sie mir!) Damit Sie sich über all das klarer werden, und um eine Idee davon zu bekommen, was Sie vielleicht in Ihrem Leben ändern können, sollten Sie die folgende Übung machen.

Sieben Momente des Glücks

Erster Teil der Übung: Nehmen Sie sich einen Stift und schreiben Sie direkt hier ins Buch oder in Ihr Lesetagebuch sieben Momente auf, in denen Sie in den vergangenen Wochen Glücksgefühle hatten. Notieren Sie die Situationen, die Ihnen spontan in den Kopf kommen, und lesen Sie sich erst danach den nächsten Schritt der Übung durch.

✓ ....
....

✓ ....
....

✓ ....
....

✓ ....
....

✓ ....
....

✓ ....
....

✓ ....
....

Zweiter Teil der Übung: Schauen Sie sich diese Liste nun noch einmal genau an und markieren Sie die Punkte farblich oder mit einem Sternchen, die direkt etwas mit Ihrem Aussehen und Ihrer Figur zu tun haben. Zählen Sie diese und lesen Sie in der nachfolgenden Auswertung, welche Momente Sie glücklich machen und auf welche Karten sich diese verteilen.

Auswertung

0–2 Punkte: In Ihrem Leben gibt es viele Momente, die Sie glücklich machen und nichts mit Ihrem Körper oder Ihrem Aussehen zu tun haben. Sie erfreuen sich vielleicht an Ihren Kindern, fühlen sich wertgeschätzt und anerkannt, weil ein Kunde oder ein Vorgesetzter Sie gelobt hat. Vielleicht verspüren Sie auch Glück und Zufriedenheit, weil Sie einer angenehmen und erfüllenden Tätigkeit nachgehen können, die Sie in Ihrem Können bestätigt und Ihnen zudem noch Spaß macht. Bestimmt sind Ihnen auch noch andere Sachen eingefallen, wegen derer Sie sich glücklich schätzen, die nichts mit Ihrem Äußeren zu tun haben.

In unserem Leben gibt es meist viele verschiedene Quellen des Glücks. Dennoch lassen es so einige Menschen zu, dass das Thema „Figur, Körper und Aussehen" alle anderen Glück spendenden Bereiche des Lebens überdeckt. Sie denken, dass zum Glücklichsein eine bestimmte Figur und ein bestimmter Körper gehören, die man sich erst verdienen und erarbeiten muss. Und so passiert es, dass beispielsweise eine Diät, die man gerade macht, ein gemeinsames Essen mit Freunden verhindert oder ein Nachmittag im Fitnessstudio einem Ausflug mit den Kindern vorgezogen wird. (Sie erinnern sich: Für mich selbst war es über lange Zeit nicht möglich, mit meiner Frau abends essen zu gehen, da das meinen Ernährungsplan völlig durcheinander geworfen hätte. Dieser hat mich allerdings nie glücklich gemacht – ein gemeinsames Abendessen in einem schönen Restaurant mit meiner Frau hingegen häufig schon.)

Die Frage ist, auf welches Glück und welchen Genuss wir im Hier und Jetzt wirklich verzichten wollen. Eine Bekannte hat mir zum Beispiel erzählt, dass sie ungern an den Strand gehe, weil sie ihren Körper nicht für strandtauglich hält. Ihre Vorstellung davon, wie ein Körper auszusehen hat, bringt sie so um einen wunderschönen, entspannenden und wahrscheinlich auch glücklich machenden Sonnentag am Wasser.

Fragen Sie sich doch einmal, wo Ihr ideales Bild von Körper und Ernährung verhindert, dass Sie auch noch in anderen Lebensbereichen glücklich werden und ob Sie das (so beibehalten) wollen, auf noch mehr Glücksmomente in Ihrem Leben zu verzichten.

3 oder mehr Punkte: Viele Glück spendenden Momente der vergangenen Wochen hingen bei Ihnen mit Ihrer Figur und Ihrem Körper zusammen. Daran ist erst einmal gar nichts auszusetzen. Ein freundliches Kompliment bezüglich des Aussehens, ein netter Blick oder auch ein „Like" unter einem gut gelungenen Foto auf Facebook können einem durchaus den Tag versüßen. Über so etwas hat sich bestimmt jeder von uns schon einmal gefreut, das ist auch völlig okay.

Ich rate Ihnen aber, dass Sie sich einmal fragen, welche Wichtigkeit diese Art der Komplimente für Sie hat und welchen Anteil an innerer Zufriedenheit und innerem Glück dieser Zuspruch für Sie ausmacht? Wie bedeutend ist es für Sie, was andere über Ihr Aussehen und Ihren Körper denken und sagen?

Wenn man einen großen Teil seiner Freude aus den Komplimenten anderer Menschen bezieht, so birgt das immer die Gefahr, dass die eigene Stimmung und das eigene Glücksempfinden nicht von einem selbst, sondern von anderen Menschen abhängen. (Vielleicht kennen Sie das sogar schon.) Im schlimmsten Fall beginnt man dann damit, sich selbst so zu ändern, dass man den Erwartungen der anderen voll und ganz entspricht und ihnen gefällt. Man ist bereit, sich von sich selbst zu entfernen, nur um ein wenig Anerkennung und Selbstbestätigung zu bekommen. Häufig ist das der Start in eine Serie von Diät- und Sportprogrammen und fördert nur eine Zunahme an Minderwertigkeitsgefühlen. Wir wissen aber nun, dass Diäten langfristig gesehen gar nicht funktionieren, und Sie am Ende immer wieder zunehmen oder Ihr Ausgangsgewicht sogar noch überschreiten werden. Also was dann? Es ist in jedem Fall besser, sich dagegen zu entscheiden, aus Verzweiflung einen Diätmarathon zu beginnen und Ernährungs- und Sportprogrammen noch mehr Raum zu geben. Sie sollten unbedingt auf andere Karten setzen und damit aufhören, sich von der Meinung anderer Menschen, irgendwelchen Moden oder Trends abhängig zu machen. Die verändern sich so und so mit der Zeit. Bleiben Sie lieber sich selbst treu und dem, was Sie ausmacht.

Achten Sie also ab sofort darauf, dass Sie, was Ihr Glück angeht, auf mehrere Karten setzen. Überlegen Sie einmal: Welche Bereiche Ihres Lebens könnten Sie sonst noch glücklich machen? Sind das Freunde? Ihre Kinder? Ein Nachmittag in der Natur? Eine tolle Reise? Finden Sie diese Glücksmomente und genießen Sie sie! Probieren Sie es einfach mal aus, diesen Momenten in Ihrem Alltag wieder mehr Zeit und Raum zu geben und richten Sie Ihre Aufmerksamkeit darauf, wie Sie sich währenddessen und hinterher fühlen. Wenn Ihnen ein Kurztrip ans Meer mit Ihrem Partner mit Strandspaziergang und einem guten Essen im Fischrestaurant besser tut, als ein Wochenende mit Fitness-Studio, Nahrungsanteile ausrechnen und Essensplan für die nächste Woche erstellen, dann scheinen Sie etwas richtig gemacht zu haben. Das, was Ihnen jetzt und hier, in diesem Moment, Freude bereitet, ist das Richtige für Sie und wird Ihnen an Leib und Seele gut tun. Sie können nichts dabei verlieren, halten Sie einfach mal die Augen offen und probieren Sie neue Dinge jenseits von quälenden Diät-, Ernährungs- und Fitnessplänen aus. Versuchen Sie es, und hören Sie ganz auf Ihren Bauch, sich selbst und das Glück, das Sie verspüren. (Sicher dürfen Sie sich auch über Komplimente freuen, die Ihnen jemand bezüglich Ihres Aussehens macht, aber bewerten Sie diese nicht über, denn sie sind nicht der Stoff aus dem Ihre Träume und Ihr Glück gemacht sind – dafür sind sie viel zu flüchtig.)

Schließen Sie Frieden mit Ihrem Körper

Oft vergleichen wir uns mit Menschen, die wir auf die eine oder andere Weise als „perfekt" erachten. Von außen betrachtet, im Fernsehen, auf der Straße, in Zeitschriften wirken sie glücklich, sehen sie immer gut aus, scheinen besonders begabt und beruflich erfolgreich zu sein. Wo wir auch hinsehen, sie sind überall. Wir selbst hingegen sehen uns im Spiegel und finden uns zu dünn, zu dick, zu wenig athletisch, zu dumm, nicht erfolgreich und fühlen uns dabei unglücklich und unzufrieden. Vielleicht sind unsere Haare einfach nicht kräftig genug, unser Bauch steht vor, wir finden unseren Hintern zu breit und unsere Beine irgendwie zu kurz. Ich bin mir sicher, bei dem einen oder anderen Kriterium haben Sie sich angesprochen gefühlt und bestimmt könnten Sie diese Liste weiter fortführen. Wissen Sie, warum ich mir da so sicher bin? Weil es fast allen Menschen so geht, dass sie denken, an ihnen ist etwas nicht richtig. Manchmal halten wir mehr von anderen als von uns selbst.

**Wir halten andere oft für „perfekt",
übersehen dabei aber, dass sie genauso
Sorgen, Ängste und Probleme haben wie wir.**

Wir berücksichtigen oft nicht, dass wir in die anderen Menschen gar nicht hineinsehen können. Wir sehen gar nicht, wie glücklich sie wirklich sind, wie erfolgreich, wie zufrieden mit ihrem Leben. Wir machen uns nur ein Bild von ihnen aufgrund ihres äußeren Auftretens. Unsere eigenen Ängste und Sorgen fühlen wir hingegen jeden Tag und nur zu deutlich. Beim Anblick der anderen, die es anscheinend besser angetroffen haben, fokussieren wir uns deshalb auf das Gefühl, nicht zu genügen. Weil wir dennoch nach Anerkennung suchen, bemühen wir uns, uns nach außen hin besser darzustellen, als wir uns fühlen und zu sein glauben. Das ist fatal, denn dann kommt auch noch die Angst hinzu, entdeckt zu werden. Das wäre der *worst case*: wenn jemand ans Licht bringen würde, dass wir gar nicht so gut sind, wie wir es vorgeben. (Wobei wir das doch so gerne sein möchten.) Oje, und alle würden uns dann auf einmal so sehen, wie wir wirklich sind – mit all unseren Fehlern und Defiziten.

Wenn uns solche Gedanken durch den Kopf gehen sollten, vergleichen wir uns wieder mit den scheinbar so perfekten und überaus glücklichen Menschen, die es im Gegensatz zu uns anscheinend geschafft haben und nicht wie wir einen ganzen Rucksack voll mit Sorgen und Ängsten mit sich herumtragen müssen. (Solche Gedanken tragen nicht dazu bei, dass es uns besser geht, sie verstärken nur noch mehr unser Gefühl, nicht gut genug zu sein.)

Lassen Sie uns aufdecken, warum ein solcher Vergleich hinkt und unsinnig ist: Zum einen kennen wir die meisten Menschen nicht persönlich, mit denen wir uns vergleichen. Wir wissen nicht, wie sie morgens vor dem Spiegel stehen, wie selbstsicher und selbstbewusst sie sich fühlen, wie attraktiv, ob sie auch graue Haare haben und sie deshalb färben oder ob sie sich als zu dünn oder zu dick empfinden. Zum anderen ist es unfair uns selbst gegenüber, wenn wir versuchen, nur mit unserer Rumpelkammer vollgestopft mit Kummer und Selbstzweifeln mit der schönsten Schaufensterauslage anderer Menschen konkurrieren zu wollen, ohne auch nur das Geringste von ihrem wirklichen Innenleben zu kennen.

Bei diesem Spiel können wir nicht gewinnen. Unsere wachsenden Selbstzweifel werden nur dazu führen, uns von uns selbst wegzubringen und uns auch von den übrigen Menschen immer weiter zu entfernen. Eine Abwärtsspirale: Wir sorgen immer mehr dafür, dass es uns schlechter geht, und werden am Ende Gefühle von Minderwertigkeit und Selbsthass ernten. Es ist besser, sich das nicht anzutun und da auszusteigen.

Von anderen gemocht werden zu wollen, ist menschlich. Das liegt in der Natur des Menschen als soziales Wesen. Wir leben in Gemeinschaften, suchen die Anerkennung anderer und wollen Teil einer Gruppe sein. Wenn Sie sich aber selbst nicht mit all Ihren Stärken und Schwächen, Ihrer Schönheit und Ihren Makeln liebevoll angenommen und in Ihr Herz geschlossen haben, wird Sie die Suche nach Anerkennung und Akzeptanz früher oder später aus der Bahn werfen. Unbedachte, berechtigte oder auch unberechtigte Kritik wird Sie sehr verletzen. Sie werden denken, dass Sie sich verstellen oder verändern müssten, um geliebt und anerkannt zu werden. Deshalb bemühen Sie sich, den Erwartungen anderer besser zu entsprechen. Vielleicht haben Sie es bereits in Ihrer Kindheit so gelernt „Wenn du anders bist, so wie ich es dir gesagt habe, dann hat Mama dich auch wieder lieb".

**Sich selber lieben ist bedingungslos und radikal.
Sie müssen nicht etwas erreichen,
um sich selber lieben zu dürfen.**

Sich selber lieben bedeutet, sich selbst mit seinen Schwächen und Stärken anzunehmen, so wie man heute ist. Das müssen Sie sich nicht erst erarbeiten oder verdienen. Sie sind nicht erst liebenswert, wenn Sie 9 Kilo abgenommen haben, sich „gesund" ernähren (was auch immer das ist), sich im Fitnessstudio quälen oder die eine Jeans von vor sechs Jahren wieder passt. Nein, Sie sind es wert, sich selbst so zu lieben, wie Sie jetzt sind. Einfach weil Sie einzigartig und etwas ganz Besonderes sind. Dieser Körper und dieser Geist sind ein Geschenk, genau wie

Ihr einzigartiges Leben. Darum gehen Sie liebevoll und wertschätzend mit sich um und machen Sie etwas daraus!

Sich selbst zu lieben, bedeutet manchmal auch, dass es notwendig ist, sich gegenüber der Meinung anderer Menschen abzugrenzen. Folgendes Beispiel zeigt das recht gut: Die Yogalehrerin Rachel Priest beschrieb auf ihrem Blog vor einiger Zeit einen Vorfall, welcher sich im Anschluss an einen ihrer Yogakurse ereignete. Ein Schüler sprach sie nach dem Kurs an und sagte, wie sehr er den Kurs bei ihr genossen habe. Dann allerdings merkte er an, dass sie seiner Meinung nach für eine Yogalehrerin zu dick sei und abnehmen müsse. Der Schüler stellte ihr Essverhalten und ihre Lebensgewohnheiten infrage und ging sogar so weit, ihr mit dem Finger in die Hüfte zu piksen, um ihr die vermeintlichen Schwachstellen deutlich zu machen. Rachel war sprachlos. Sie hatte acht Jahre lang mit Essstörungen gekämpft. Abrupt brach sie das Gespräch ab, packte ihre Sachen und ging nach Hause. Aber anstatt in alte Selbstzweifel zurückzufallen und sich schlecht zu fühlen, nutzte sie den Abstand zu dieser für sie so unangenehmen Situation, um zur Ruhe zu kommen und sich darauf zu konzentrieren, dass sie eine Wahl hat, wie sie diese persönliche Attacke innerlich bewerten und damit emotional umgehen kann.

Situationen wie die, die Rachel Priest erlebt hat, kennen wir vielleicht auch. Immer wieder treffen wir auf Menschen, die glauben, uns reparieren und unbedingt „helfen“ zu müssen. Dabei versuchen sie, uns in ihre Vorstellungen davon zu pressen, wie wir zu sein oder auszusehen zu haben. An der oben erzählten Geschichte sehen Sie auch, dass manche Menschen so überzeugt davon sind, zu wissen, was gut für uns ist, dass sie dabei wirklich respektlos, unverschämt und übergriffig werden. Wenn so etwas passiert, haben wir die Möglichkeit, dem Gegenüber Einhalt zu gebieten. Oder wenn wir das nicht wollen, können wir uns auch einfach erst mal der Situation entziehen, wie Rachel es getan hat. Wir müssen dem anderen auch nicht unbedingt ein Feedback für sein grenzüberschreitendes Verhalten geben. Wichtig ist nur, dass wir uns klarmachen, dass wir die Wahl haben, wie wir uns mit so einem wirklich dummen Angriff auf unsere Person fühlen.

Rachel hatte die Wahl zurückzufallen in die Welt der Essstörungen, Diäten, Zweifel und des Selbsthasses oder sich ein und für allemal zu sagen: Ich sehe so aus, wie ich bin, und fühle mich auch gut so! Ich liebe mich selbst für das, was ich bin. Ich bin zwar nicht perfekt, aber wer ist das schon? Für den *heutigen* Tag werde ich auch nicht besser werden. Aber ich will heute, hier und jetzt, so gut und glücklich leben, wie ich es kann. Ich liebe mich mit allem Drum und Dran. So wie ich bin, bin ich etwas Besonderes. Ich bin einzigartig, es gibt keinen anderen Menschen auf der ganzen Welt, der jemals einen solchen Körper wie ich hatte, dieselben Anlagen und Talente besaß oder über eine persönliche Geschichte und Erfahrungen verfügte, wie ich es tue. Mit Rachels Worten: *F… it, I'm gonna be me and it's gonna be an awesome ride 'till the very damn day I die!* („Scheiß drauf! Ich werde ich sein, und mein Leben wird eine wunderbare Reise werden, bis zu dem Tag, an dem ich sterbe!"

Stellen Sie sich vor einen Spiegel und lesen Sie diesen Satz einmal laut vor, egal in welcher Sprache. Sie können ihn auch abändern, so wie er gut und richtig für Sie klingt. Wie wäre es zum Beispiel mit: „Ich liebe mich, so wie ich bin, und genieße jeden Tag, als wäre es mein letzter. Ich allein weiß, was gut für mich ist." Probieren Sie es einfach mal aus, mit welchem Spruch Sie sich gut fühlen, und vielleicht wird das ja ein tägliches Ritual für Sie, jeden Morgen gut in den Tag zu starten.

Sie leben jetzt, in diesem Moment. Mit Ihrem Körper sind Sie für den heutigen Tag so perfekt und richtig, wie Sie es nur sein können. Sie können heute glücklich sein und Sie werden in dem Ausmaß glücklich sein, wie Sie sich selbst wertvoll fühlen.

Rechnen Sie mit Widerstand

Wenn Sie mir bis hierher gut folgen konnten – und davon gehe ich aus – hat sich bei Ihnen bestimmt schon einiges bewegt und zum Positiven verändert. Sie haben dieses Buch bis hierher gelesen, sich darüber informiert, was „normal" essen bedeutet, die Übungen gemacht, erste praktische Erfahrungen mit Hunger und Appetit gesammelt und sich vielleicht auch schon dazu entschlossen, einige Dinge in Ihrem Leben zu ändern. Wahrscheinlich hören Sie mittlerweile auch schon wieder mehr auf Ihren Körper und achten besser auf die Signale Ihres Bauchexperten. (Das alles können Sie als Erfolg werten!). Sie fühlen sich auf dem rechten Weg und sind es meiner Meinung nach auch. Ihr Leben wird reicher an Glück und Qualität werden. Doch auf eines sollten Sie vorbereitet sein: Ihre Umgebung wird erst einmal mit Widerstand auf Ihre Veränderungen reagieren!

Für viele ist gesundes Essen nicht mit Genuss vereinbar.

So zu essen und zu leben, wie ich es Ihnen hier anrate, wird zum größten Teil nicht gern gesehen. Vor allem Personen, die sich der Meinung der Ernährungsexperten unterordnen, sehen es nicht gerne, wenn andere gerne und mit Genuss essen; bei den Ernährungsexperten selbst ist es ähnlich. Überhaupt scheinen die meisten Menschen tief in ihrem Inneren der Überzeugung zu sein, dass „gesundes" Essen und Genuss nur schwer miteinander vereinbar sind. (Tatsächlich habe ich es auch noch nie erlebt, dass die Esswaren, zu denen sich Menschen mittags in der Kantine verabreden – wie Pommes, Pizza, Currywurst oder deftige Hausmannskost – von den Experten für „gesund" erklärt worden wären.)

Zu diesem Thema fällt mir ein Gespräch mit einem Freund ein. Er hatte seine Ernährung umgestellt und aß nur noch „extrem gesund", was hieß, dass er in seiner Ernährung fortan alle Lebensmittel mit weißem Mehl durch solche mit Vollkornmehl ersetzte. Zusätzlich aß er fett- und salzarm. Er kam eines Tages zu mir und schwärmte davon, dass er nun auch noch das perfekte Rezept für eine Pizza gefunden habe. Die Pizza sollte im Wesentlichen aus einem trockenen, dunklen Vollkornteig bestehen, etwas ungesalzenem Gemüse als Belag und ein ganz klein wenig fettarmen geriebenen Käse. Mein Freund empörte sich über meine Ignoranz, als ich meine Meinung kundtat, dass das, was bei seinem Rezept herauskommen würde, mit einer Pizza wohl nicht mehr viel gemein haben und vermutlich auch nicht schmecken würde. Im Eifer des Gefechts entgegnete er mir entrüstet: *„Es geht doch gar nicht darum, ob das schmeckt! Es geht darum, ob es gesund ist!"* Über diesen sehr bedeutenden Satz habe ich noch lange nachgedacht.

Viele müssen sich erst erlauben oder sich dafür rechtfertigen, etwas genießen zu dürfen. Das ist Unsinn und hat eigentlich keiner nötig.

Menschen, die sich selbst und ihren Körper mit Enthaltsamkeit, Lustfeindlichkeit und „gesundem" Essen quälen, sehen es nicht gerne, wenn ein anderer Mensch genussvoll und mit Liebe isst. Sollten diese Menschen aber dennoch einmal etwas wirklich Leckeres essen, so können Sie darauf wetten, dass Sie sich bei Tisch lange Ausführungen darüber anhören können, warum sie sich das *heute* wirklich verdient haben: „Ich war vor der Arbeit schon eine Stunde im Fitnessstudio, darum darf ich mir jetzt auch mal was gönnen.“ Oder den Spruch: „Nur ausnahmsweise heute esse ich mal solche Sachen, ab morgen achte ich wieder auf meine Figur, esse wieder gesund und mache Sport.“

Wenn Sie nun ein genussvoller Esser sind und Sie die Natur mit einem gesunden Körper – der aber nicht in die 1%-Kategorie passt – beschenkt hat, so wird der Wind der Ihnen entgegenpfeifen wird, noch etwas stärker werden. Unsere Gesellschaft hat für Menschen, die sich mit ihrem 99%-Körper so akzeptieren, wie sie sind, und ihr Leben und Essen „normal“ genießen wollen, bedauerlicherweise noch nicht so viel übrig. Der konsum- und profitorientierte Glaube an die alleinige Berechtigung der 1%-Körper herrscht bislang noch vor. Damit will ich nicht sagen, dass Dünnsein schlecht ist. Ich mag auch solche Sätze wie „Echte Frauen haben Kurven!“ nicht, weil sie den Körper und das Aussehen von Menschen – hier von Frauen speziell – schlecht machen, diese diskriminieren und den Wert ihrer Person auf ein äußerliches Körpermerkmal reduzieren. Jeder Mensch ist anders und jeder hat seinen Genen entsprechend von der Natur eine andere Figur und andere körperliche Merkmale erhalten. Darum sind manche Menschen dünn, andere hingegen nicht.

Jede Person ist anders und genau so liebenswert und richtig, wie Mutter Natur sie geschaffen hat.

Nach allem, was wir gehört haben, ist es also wahrscheinlich, dass Sie in Situationen kommen werden, in denen Sie mit den gängigen Vorstellungen darüber, wie man „gesund“ zu essen und vielleicht auch wie ein schöner Körper auszusehen hat, kollidieren. Es kann sogar passieren, dass Sie in eine ähnliche Situation kommen wie die Yogalehrerin Rachel Priest. Ihnen pikst jemand in die Hüfte, stellt sie bloß und greift Sie und Ihre Auffassung von Ernährung, dem gesunden „normalen“ Essen und einem glücklichen, selbstbestimmten Leben an.

Dann ist der Zeitpunkt gekommen, dass Sie sich selbstsicher behaupten sollten. Sie müssen sich für Ihre Art zu leben und Ihren Körper nicht verstecken, und Sie sind auch nicht – wie früher vielleicht – den Gesprächen über Ernährung und Gewicht hilflos ausgeliefert. Selbstsicher können Sie die Führung übernehmen und den Verlauf des Gesprächs lenken. Sei es, dass Sie das Gespräch beenden, auf ein anderes Thema übergehen oder Rückfragen stellen. Es geht hier um Sie selbst, um Ihren Körper und die Art und Weise, wie Sie glücklich und zufrieden leben. Stehen Sie dazu!

Kommt Ihnen jemand mit blöden Fragen, fragen Sie einfach zurück!

Die Autorin Rosie Molinary empfiehlt in ihrem Buch *Beautiful You* auf seltsame Fragen zum eigenen Körper oder Verhalten einfach mit einer Gegenfrage zu antworten: „Warum fragst Du mich das?". Diese Reaktion gibt dem Gesprächspartner die Chance, noch einmal darüber nachzudenken, was er da eigentlich gefragt und aus welchem Beweggrund er das getan hat. Meiner Erfahrung nach kristallisiert sich bereits nach dem dritten oder vierten „Warum?" klar und deutlich heraus, um was es in dem Gespräch geht.

F: „Meinst du nicht, du solltest etwas mehr Obst und Gemüse essen?" A: „Warum fragst du mich das?"
F: „Naja, das ist doch viel gesünder für dich."
A: „Warum denkst du, dass ich gesünder essen sollte?"
F: „Jetzt frag doch nicht so, du hast *schon* etwas zu viel auf den Rippen, denkst du nicht auch? Du solltest einfach mal ein wenig abnehmen."
A: „Und warum denkst du, dass ich abnehmen sollte?"
F: „Naja, das sieht doch viel besser aus."
A: „Danke für den Tipp, ich fühle mich aber gut so, wie ich aussehe. Und das ist für mich das Wichtigste."

Stehen Sie dazu, wie Sie aussehen, was Sie ausmacht, was und wie Sie essen möchten und was nicht. Sie ganz alleine haben ein Recht darauf, eine eigene Meinung dazu zu haben – kein anderer sonst: weder Zeitschriften noch Ernährungsberater noch Ihre Mitmenschen, die mit Ihrem Ansatz von einem glücklichen Leben im Hier und Jetzt ein Problem haben.

Gehen Sie in eine neue selbstbestimmte Zukunft

Was auch immer Sie in Ihrem Leben tun, welche Ziele Sie verfolgen, was Ihnen wichtig ist und das, was Sie an Veränderungen in diese Welt hineinbringen, das ist das, was Sie sind und was Sie ausmacht.

**Das, was Sie in der Welt bewirken,
Ihre Botschaft, die Werte, die Sie vertreten,
ist das, was Sie wirklich ausmacht und sind.**

Es sind die Werte, nach denen Sie leben, die Art und Weise, wie Sie andere Menschen behandeln, für welche Botschaft Sie einstehen, die Sie auszeichnen und *nicht* Ihr Aussehen, Ihre Maße, das antrainierte Sixpack oder Ähnliches. (Für Letzteres wird Sie niemand in Erinnerung behalten.)

Lassen Sie sich durch Menschen, die an diesen Dingen hängen, nicht von Ihrem Weg abbringen. Verschwenden Sie nicht Ihre kostbare Lebenszeit mit Diäten und anderen Quälereien nur wegen eines vermeintlich besseren Erscheinungsbildes, das Ihrer Person vielleicht auch gar nicht entspricht. Sie tun das doch gar nicht wirklich für sich selbst, sondern eher dafür, dass Sie von anderen wertgeschätzt werden – das können Sie aber auch anders erreichen. Und die Ziele der Menschen, die Ihnen den 1%-Körpers propagieren, so haben wir gelernt, sind auch eher wirtschaftlicher Natur und haben nichts mit denen gemein, die Ihr Körper verfolgt.

Versuchen Sie deshalb nicht weiter, etwas zu entsprechen, was Sie selbst gar nicht sind. Hören Sie lieber auf Ihren Körper und auf sich selbst. Verfolgen Sie Ihre eigenen Vorstellungen von einem guten Leben und lernen Sie sich selbst und die Potenziale, die in Ihnen stecken, immer besser kennen. Gehen Sie von nun an fröhlich und selbstbestimmt in eine neue Zukunft. Probieren Sie neue Dinge aus, essen Sie mit Genuss und unternehmen Sie das, was Ihnen wirklich Spaß macht. Verlassen Sie dafür auch gerne mal Ihre Komfortzone und verschieben Sie die Freude in Ihrem Leben nicht auf einen vagen Zeitpunkt in die Zukunft. Ich verspreche Ihnen, Ihr Körper wird Sie mit Glücksgefühlen, Gesundheit und Zufriedenheit belohnen!

Zusammenfassung

- Fangen Sie jetzt gleich damit an, das vorhandene Glückspotenzial in Ihrem Leben zu entdecken. Blicken Sie auf das, was Sie *jetzt* glücklich macht und auf das, was Sie schon alles erreicht haben. Wenn es um Ihr Glück geht, können Sie auf mehr als nur eine Karte setzen.
- Leben Sie im Hier und Jetzt. Das ist entscheidend für Ihr Glück, denn eine vernebelte Zukunft mit einem *vielleicht* perfekten Körper bringt Ihnen nichts.
- Sie müssen nicht erst etwas erreichen, damit Sie sich selbst lieben dürfen. Selbstannahme ist radikal und bedingungslos. Jeder ist liebenswert, so wie ihn Mutter Natur geschaffen hat.
- Sie werden wertgeschätzt für das, was Sie in der Welt bewirken, die Botschaft und Werte, die Sie vertreten, das, was Sie liebenswert macht. Das sind Sie! Richten Sie darauf Ihren Fokus!
- Holen Sie sich Ihre Freiheit zurück, so zu leben, wie Sie es möchten. Übernehmen Sie fortan selbst die Verantwortung dafür, wie Sie sich fühlen wollen. Tun Sie etwas für Ihr Glück!
- Machen Sie sich darauf gefasst, dass Ihnen erst einmal ein rauer Wind entgegenschlägt, wenn Sie aktiv werden und sich verändern. Die „Experten" mögen es nicht, wenn jemand glücklich ist, ohne sich zuvor kasteit und

gequält zu haben. Denn das rüttelt zu sehr an ihren eigenen Überzeugungen.

- Sie haben ein Recht auf eine eigene Meinung zur Ernährung, zum Leben und zu Ihrer Figur. Es ist *Ihr* Leben. Bestehen Sie darauf und genießen Sie es mit Freude und viel Spaß an neuen Dingen.
- Begeben Sie sich aus Ihrem gewohnten Leben heraus und entdecken Sie, wie viel mehr Glücksmomente es für Sie gibt, wenn Sie sich wieder eins mit Ihrem Körper fühlen, wieder „normal" essen und sich selbst immer besser kennenlernen. Ihr Leben wird eine wunderbare Reise werden!

„Ich ess' dann mal normal" könnte von jetzt ab einer Ihrer neuen Leitsätze in Bezug auf Ernährung werden, so wie Sie es sich zur Regel machen sollten, so zu leben, wie es Ihnen selbst von Natur aus entspricht. Bevor wir am Ende noch einmal die Grundsätze von Food 'n' Love in 12 Schritten zusammenfassen, habe ich für Sie zum Abschluss noch eine letzte hilfreiche Übung vorbereitet, die Ihnen vielleicht den Start ins „normale" Essen erleichtert.

Übung: Hören Sie auf, sich zu wiegen!

Ich habe früher jeden Tag damit begonnen, mich auf die Waage zu stellen und mein Körpergewicht zu bestimmen. Es wäre gelogen, wenn ich sagen würde, dass mir das Ergebnis egal gewesen wäre und meine Stimmung nicht beeinflusst hätte. Gewissenhaft habe ich regelmäßig mein Gewicht in einer Excel-Tabelle notiert. Das Programm hat mir dann mittels der Ergebnisdaten automatisch eine Kurve ausgespuckt, die je nach Situation nach oben oder unten ging. Diese Gewichtskurve war gleichzeitig mein Stimmungsbarometer.

Als ich den Vorsatz getroffen hatte, mich für ein Jahr nicht mehr zu wiegen, war ich anfangs sehr verunsichert. Nach und nach schlug die Verunsicherung aber in Erleichterung um. Ich wusste einfach nicht mehr, wie viel ich wiege, und das fühlte sich großartig an. Ich begann langsam wieder, darauf zu vertrauen, dass mein Körper sein Gewicht selber reguliert, wenn ich es ihm nur erlaube.

Nehmen Sie sich *jetzt* einen bestimmten Zeitraum vor und hören Sie auf, sich zu wiegen oder sonst irgendwie zu vermessen. Weder Gewicht noch Taillen- oder Bauchumfang. Nichts. Ich empfehle Ihnen, sich den längsten für Sie gedanklich erträglichen Zeitraum vorzunehmen. Für mich war das ein Jahr, und ich habe bis heute nicht wieder mit dem Wiegen angefangen. Vielleicht ist es für Sie länger oder kürzer.

Sobald Sie damit angefangen haben, beobachten Sie, wie es Ihnen damit geht. Fühlen Sie sich gut oder sogar besser? Vermissen Sie irgendetwas?

Und wenn der Zeitraum endet, den Sie sich vorgenommen haben, tun Sie mir einen Gefallen, steigen Sie nicht sofort wieder auf Ihre Waage. Überlegen Sie sich, ob es Ihnen ohne Wiegen besser gegangen ist. Wenn dem so ist, dann wiegen Sie sich nicht! Schmeißen Sie die Waage weg, verkaufen Sie sie auf dem Flohmarkt oder verbannen Sie sie in den Keller und leben Sie einfach unbeschwert weiter. Befreien Sie sich von der zeit- und energieraubenden Tyrannei der kleinen Zahlen auf der Skala!

DIE 12 GRUNDSÄTZE VON FOOD 'N' LOVE

Sie sind nun fast ans Ende dieses Buches angelangt und vermutlich bereit, Ihre eigene Revolution zu starten. Vielleicht haben Sie auch schon damit begonnen, meine Ratschläge auszuprobieren und einiges davon in Ihren Alltag integriert. Zu Ihrer Unterstützung und zur Erinnerung habe ich im Folgenden noch einmal alle wichtigen Tipps und Tricks des Buches in 12 Grundsätzen zusammengefasst und danach ein paar häufig gestellte Fragen beantwortet, die Ihnen vielleicht beim Lesen auch schon gekommen sind.

Gehen Sie selbstbewusst und selbstsicher in Ihre neue Zukunft. Sie haben nun das Rüstzeug, in Ernährungsfragen Ihrem eigenen Kompass zu folgen und müssen nicht länger den sich ständig drehenden Wind der Meinungen und Ratschläge von Experten fürchten. Mit diesen 12 Leitsätzen setzen Sie selber den Kurs in Ihrem Leben.

1
Vergessen Sie alle Regeln!

Ich kann es gar nicht oft genug sagen, versuchen Sie alle Regeln und Ratschläge Ihres bisherigen Lebens, die das Essen betreffen, zu vergessen. Sie sind einzigartig, und es zählt nur das, was Sie wollen. Wenn Sie morgens früh Hunger haben, aber kein klassisches Frühstück mögen, so essen Sie eben morgens das, worauf Sie Lust haben. Und wenn Sie den Tag am liebsten mit einer Bratwurst starten, so ist das Ihre Entscheidung und das, was Ihr Körper möchte. Lassen Sie sich also von niemandem in Ihre Ernährung reinreden.

Sie allein bestimmen, was Sie essen. Die Auswahl der Speisen, die Sie mögen und essen wollen, ist etwas ganz Persönliches, und das geht niemanden anderen als Sie selbst etwas an.

2
Machen Sie keine Diät mehr!

Verabschieden Sie sich von dem Gedanken, dass es so etwas wie eine funktionierende Diät gibt. Diäten wirken wie eine Sucht: Sie nehmen ab und schreiben diesen Erfolg der Diät zu. Anschließend trifft Sie der Jo-Jo-Effekt und Sie nehmen wieder zu. Für den Jo-Jo-Effekt machen Sie dann Ihre eigene Inkompetenz verantwortlich, obwohl eigentlich die Diät selbst den Jo-Jo-Effekt auslöst hat. Danach starten Sie die nächste Diät, wieder eine und wieder eine, bis Ihr Selbst ganz unten ist. Das Resultat eines solchen Diätmarathons ist nur eine zerstörte Beziehung zu Ihrem Körper, ein immer schwächer werdendes Selbstwertgefühl und ein eventuell sogar *dauerhaft* erhöhtes Körpergewicht. Hören Sie also auf, sich selber zu schaden!

Wenn Diäten wirklich funktionieren würden, so gäbe es nur Menschen mit einem 1%-Körper und nicht x verschiedene Diäten, die immerzu neu auf den Markt drängen.

3
Wiegen Sie sich nicht!

Wenn in der Vergangenheit der tägliche oder wöchentliche Gang zur Waage eine wichtige Rolle in Ihrem Leben gespielt hat und vielleicht sogar Ihre Laune von dem Ergebnis des Wiegens abhing, so kann ich Ihnen nur dringend davon abraten, es weiterhin zu tun. Ihr Körpergewicht wird sich immer wieder ändern, je nachdem welchen Aktivitäten Sie nachgehen, wie viel guten oder schlechten Stress Sie haben und in welcher Jahreszeit Sie sich gerade befinden. Lassen Sie sich nicht länger von den kleinen Zahlen auf der Waage terrorisieren und sich daran hindern, Ihr Leben und das Glück, das auf Sie wartet, zu genießen.

Wenn die Waage in Ihrem bisherigen Leben keine Rolle gespielt hat, so spricht nichts dagegen, sich ab und an zu wiegen. Es spricht aber meiner Meinung nach mehr dafür, es einfach sein zu lassen.

4

Essen Sie, wenn Sie Hunger haben, und hören Sie auf, wenn Sie satt sind!

Wenn Sie es mit Ihrem Arbeitsalltag vereinbaren können, so beginnen Sie am besten jeden Tag so, dass Sie aufstehen und nichts essen, bis der Hunger da ist. Wenn Sie sich nicht sicher sind, ob Sie Hunger haben, dann warten Sie einfach noch eine Stunde oder mehr, bis Ihr Hunger deutlich zu spüren ist. Essen Sie dann, worauf auch immer Sie Lust haben. Essen Sie sich richtig satt. Hunger zu haben, ist nichts Schlechtes. Versuchen Sie *nicht*, ihn durch viele kleine Mahlzeiten zu vermeiden.

Wenn Ihr Arbeitsalltag dies jedoch nicht zulässt, so experimentieren Sie ein wenig und lernen Sie, Ihren Hunger zu steuern. Essen Sie beispielsweise morgens eine Kleinigkeit, sodass Sie wissen, dass Sie zu Ihrer Pausenzeit hungrig werden.

Versuchen Sie aber auf jeden Fall mindestens einmal am Tag, richtig Hunger zu haben. So können Sie sicher sein, dass Ihr Körper auch die Chance hat, größere Mahlzeiten dadurch auszubalancieren, dass Sie viel später erst, vielleicht erst am nächsten Tag, wieder Hunger bekommen.

5
Essen Sie, worauf Sie Lust haben!

Essen Sie, wenn Sie hungrig sind, das, worauf Sie am meisten Lust haben. Wenn Sie das, worauf Sie am meisten Appetit haben, nicht da haben – es ist normal, dass man nicht immer alles vorrätig hat –, dann entscheiden Sie einfach anhand der vorhandenen Möglichkeiten, was Ihnen wohl am besten schmecken würde oder was Sie aus einer Kombination der vorhandenen Zutaten am liebsten kochen würden. Beobachten Sie sich selbst. Bei welchem Nahrungsmittel oder welchem Gericht läuft Ihnen das Wasser im Mund zusammen?

Auch hier gibt es im Übrigen keine Regeln. Wenn Ihnen Lebensmittelkombinationen schmecken, die andere Menschen seltsam oder eklig finden, so essen Sie sie trotzdem.

6
Keine Verbote!

Verbieten Sie sich keine Lebensmittel. Verbote erhöhen nur den Reiz und die Gier auf bestimmte Dinge. Vertrauen Sie Ihrem Körper, dass er die richtigen Speisen für Sie auswählt. Und wenn Sie etwas so lecker fanden, dass Sie sich daran „übergessen“ haben, dann werden Sie es automatisch in den nächsten Wochen weniger oder gar nicht mehr essen, weil Sie schlichtweg keinen Appetit mehr darauf haben. Unser Körper ist ein Meister der Selbstregulation!

7

Essen Sie nichts, was Sie anekelt!

Die meisten Menschen mögen irgendwelche Speisen oder Geschmacksrichtungen nicht. Etwas nicht zu mögen, ist völlig normal und so auch in Ordnung. Das hat nichts damit zu tun, dass man „wählerisch“ oder „ungezogen“ ist (wie es früher den Kindern gesagt wurde). Ihr Körper kann Ihnen nicht deutlicher als durch Ekel zeigen, dass er nicht möchte, dass Sie etwas Bestimmtes essen. Hören Sie auf ihn und essen Sie nichts, was Sie anekelt. Er weiß, was Sie an Nahrung brauchen und was gesund für Sie ist.

8

Essen Sie das, was Ihnen bekommt!

Essen Sie nur Lebensmittel, die Ihnen auch gut bekommen. Wenn Sie wiederholt nach dem Genuss eines bestimmten Lebensmittels Bauchschmerzen, Blähungen, Durchfall oder andere Beschwerden bekommen, so essen Sie es nicht mehr. Selbst wenn noch so viele Experten sagen, dass genau dieses Lebensmittel gesund sei, scheren Sie sich einfach nicht darum! Es bekommt *Ihnen* nicht und das sollte *Ihr* wichtigster Maßstab sein. Basta!

9
Trinken Sie, wenn Sie durstig sind!

Es gibt keinerlei Anhaltspunkte, dass Ihr Körper nicht in der Lage sein sollte, seinen Flüssigkeitshaushalt selber zu regulieren. Trinken Sie nur, wenn Sie Durst haben. Sie müssen *nicht* den ganzen Tag mit einer Wasserflasche in der Hand herumlaufen, auch wenn die amerikanischen Stars und Sternchen das gerne so vormachen.

Eine Übersichtsstudie, die alle aktuellen Forschungsergebnisse analysiert hat, hat gezeigt, dass die empfohlenen 2 Liter Wasser pro Tag die Gesundheit von gesunden Erwachsenen nicht verbessern. Sie brauchen hier auch keine Regeln. Ihr Körper zeigt Ihnen durch den Durst schon von selbst an, wann und wie viel Sie trinken sollen. Vertrauen Sie einfach darauf, und trinken Sie dann so viel, bis Sie nicht mehr durstig sind.

10

Probieren Sie immer wieder etwas Neues aus!

Probieren Sie immer wieder neue Lebensmittel, neue Gerichte und neue Kombinationen aus. So lernt Ihr Körper viele verschiedene Speisen kennen und wird viel genauer auswählen können, was er genau braucht. Stellen Sie sich Ihr Bauchhirn wie eine große Lebensmittelbibliothek vor, die Sie durch das Probieren von neuen Speisen erweitern können.

11

Lassen Sie sich auf keine Ess- oder Ernährungsdiskussionen mehr ein!

Wenn Sie so essen, wie Ihr Körper es will, dann werden Sie sich vermutlich früher oder später in Diskussionen mit Diät-Fans und Anhängern von bestimmten Ernährungslehren wiederfinden. Das liegt daran, dass die meisten Ernährungsfanatiker anderen gerne ihre Meinung aufdrängen. Glauben Sie mir, ich weiß, wovon ich spreche, denn ich war selber einer dieser Fanatiker.

Meiden Sie diese Diskussionen, denn sie sind sinnlos. Das, was Sie essen, ist das, was Ihr Körper möchte. Das *müssen* und *können* Sie wahrscheinlich auch nicht ernährungsphysiologisch erklären. Sie haben das Recht auf eine eigene Meinung zum Thema Ernährung und nur diese zählt für Sie. Lassen Sie die anderen ruhig reden und bleiben Sie bei dem, was Ihnen und Ihrem Körper guttut.

12

Setzen Sie in Sachen Lebensglück auf mehrere Karten!

Halten Sie in Ihrem Leben immer mal wieder bewusst inne und fragen Sie sich, was die Quellen Ihrer Zufriedenheit und Ihres Lebensglücks sind. Fragen Sie sich bei dieser Gelegenheit, ob Sie eines oder mehrere dieser Gebiete vernachlässigen. Wenn beispielsweise Ihre Freunde ein wichtiger Teil Ihres Lebens sind, dann fragen Sie sich, ob Sie diese häufig genug sehen.

Den Anteil, den Ihr Aussehen daran hat, ob Sie glücklich sind oder nicht, sollte nicht zu hoch sein. Sie machen Sich dadurch nur abhängig von dem Urteil anderer Menschen, von aktuellen Moden und Schönheitsidealen, die noch dazu vergänglich sind. Ein attraktives und gutes Aussehen kann natürlich dazu beitragen, dass Sie glücklich sind. Aber wenn Sie dies als einzige Quelle Ihres Lebensglückes betrachten, schadet Ihnen das mehr, als dass es Ihnen etwas einbringt.

HÄUFIG GESTELLTE FRAGEN

Werde ich zunehmen?

Ihr Körper hat eine eigene Vorstellung davon, wie viel Sie wiegen sollen. Dieses Gewicht schwankt auch mit dem Alter. In der Jugend liegt Ihr Gewichts-Sollwert meist etwas niedriger und steigt dann mit den Jahren leicht. Im hohen Alter geht er hingegen wieder leicht zurück. In der Regel ist die Figur, welche Ihr Körper erreichen möchte, weder die klassische Modelfigur noch eine, die von Adipositas geprägt ist.

Wenn Sie Ihr ganzes Leben lang Diäten gemacht haben und sich auf ein Minimalgewicht heruntergehungert haben, so werden Sie aller Wahrscheinlichkeit nach zunehmen, wenn Sie jetzt beginnen, so zu essen, wie Ihr Körper es möchte. Ihr Diätmarathon kann sogar bewirkt haben, dass sich das Sollgewicht, welches Ihr Körper erreichen will, nach oben verschoben hat. Ob dieser Wert wieder sinken wird, kann ich Ihnen leider nicht sagen. Dazu gibt es bislang noch keine näheren Forschungen und Studienergebnisse. Und aus meiner Erfahrung kann ich diesbezüglich noch nicht schöpfen.

Das sollte Sie aber nicht beunruhigen oder entmutigen, denn Ihr Leben wird mit aller Wahrscheinlichkeit wieder an Qualität zunehmen und Sie werden sich wieder wohler und glücklicher fühlen.

Wenn Sie über eine lange Zeit Diäten gefolgt sind und Sie jetzt beginnen wieder „normal“ zu essen, wird Ihr Gewinn im Wesentlichen darin bestehen, dass Sie den Genuss an gutem, schmackhaftem Essen wieder in Ihrem Leben begrüßen können. Das wird Ihnen Ihr Körper ganz sicher mit Glücksgefühlen danken, und die Schuldgefühle, die Sie vielleicht mit genussvollem Essen verbunden haben, werden nach und nach verschwinden.

Viele Frauen, die jahrelang Diäten betrieben haben und unter ihrem Soll liegen, müssen auch wissen, dass ihr Körper das zusätzliche Fett nicht an wahllosen Stellen wieder einbauen wird. Die Chancen stehen gut, dass ihre Figur leicht kurviger und ihr Busen voller wird, denn das sind die Stellen, an denen Frauen – meist zu ihrem Ärger – am schnellsten abnehmen.

Wenn Sie früher in Ihrer Jugend schlank waren, im Laufe Ihres Lebens stark zugenommen haben, weil Sie sich angewöhnt haben, ohne Hunger zu essen, so ist es sehr unwahrscheinlich, dass Sie weiter zunehmen werden. Meist bringen ein Arbeitsalltag mit festgelegten Mahlzeiten und ein langsamerer Stoffwechsel als der, den man in seiner Teenagerzeit hatte, eine Gewichtszunahme mit sich. Wenn die Menge an Essen und die Häufigkeiten Ihrer Mahlzeiten in der Vergangenheit nicht durch Ihren Hunger bestimmt wurden, so werden Sie nicht zunehmen, wenn Sie sich wirklich nach Ihrem Hunger und Appetit richten.

Wenn Sie zu den Menschen gehören, die immer sehr schlank bis sehr dünn waren und essen können, was und wann Sie wollen, und dabei nicht zunehmen, so werden Sie durch diese Art des Essens vermutlich auch nicht zunehmen. Das wollen viele nicht glauben, aber für die sogenannten Hardgainer ist es sehr schwer und fast unmöglich, an Gewicht zuzunehmen. Der Körper der Hardgainer hat von Natur aus einfach ein sehr niedriges Sollgewicht. Liegt er darüber, so kann es passieren, dass er innerhalb kürzester Zeit wieder auf sein niedriges Gewicht zurückfällt.

Werde ich abnehmen?

Auch hier kann ich mit dem Gewichts-Sollwert Ihres Körpers antworten. Wenn Sie beispielsweise in Ihrer Jugend sehr schlank waren, plötzlich aber wegen veränderter Essgewohnheiten stark zugenommen haben, dann ist es möglich, dass Sie abnehmen. Diese Gewichtsabnahme wird vermutlich aber nicht innerhalb von ein paar Wochen erfolgen, sondern erst eintreten, wenn Sie über einen längeren Zeitraum hinweg wieder „normal" von Ihrem Hunger und Appetit geleitet gegessen haben.

Wenn Sie immer eine relativ normale Figur hatten, Essen und Diäten kein Thema für Sie waren und Sie sich nun zum Ziel gesetzt haben, Modelmaße zu erreichen, sodass Ihre Hüftknochen hervorstehen, sich Ihre Schlüsselbeine deutlich abzeichnen und eine Lücke zwischen Ihren Oberschenkeln sichtbar wird, so muss ich Sie enttäuschen. Dieses Ziel werden Sie mit meiner Methode und auch sonst vermutlich nicht erreichen können. Ich rate Ihnen also dringend von Ihrem Vorhaben ab, sich diesen Wunschtraum erfüllen zu wollen. Denn wenn Sie eine solche Figur nicht von Natur aus haben, kommt es einer Vergewaltigung Ihres Körpers gleich, wenn Sie in Form von Diäten und Ähnlichem versuchen, diesen in eine Form zu pressen, die er von Natur aus nicht hat. Denken Sie an die im Buch erwähnten gesundheitlichen Folgen und an das Ausbleiben Ihres Glücks im Hier und Jetzt. Setzen Sie auf andere Glücksmomente, die auch wirklich eintreten.

Wie auch immer Ihr eigener Körper im Moment aussieht, Sie werden in jedem Fall davon profitieren, wieder „normal“ zu essen. Sie werden selbstsicherer werden, sich allgemein wohler fühlen, Ihr Essen und Leben mehr genießen und sich und Ihren Körper so annehmen, wie er ist.

Wie erkenne ich Hunger?

Es ist sehr einfach, seinen eigenen Hunger kennenzulernen. Suchen Sie sich am besten einen freien Tag am Wochenende aus, stehen Sie morgens auf und essen Sie nichts. Der Hunger wird sich im Laufe des Tages bemerkbar machen. Er ist ein deutlich zu spürendes Gefühl. Der Ernährungswissenschaftler Uwe Knop beschreibt die Anzeichen des starken Hungers so, dass die jeweilige Person sehr nervös wird, und ihre Hände leicht zu zittern beginnen. Lernen Sie doch einfach mal Ihren Hunger kennen, und erkunden Sie, durch welche körperlichen Reaktionen er sich bei Ihnen zeigt. Hunger ist nicht gefährlich. Er ist ein natürliches Signal Ihres Körpers und gehört zum normalen Leben aller Lebewesen dazu.

Woher weiß ich, dass ich satt bin?

Wenn Sie richtigen Hunger haben und dann essen, werden Sie vermutlich anfangs etwas schneller essen. Je mehr Essen Sie aber zu sich genommen haben, desto langsamer werden Sie werden. Irgendwann werden Sie dann wie von selbst dazu kommen, die Gabel oder den Löffel beiseitezulegen, weil ein Sättigungsgefühl eintritt. Dieses erkennt man daran, dass das Hungergefühl verschwunden und einem angenehmen, wohligen Gefühl im Körper gewichen ist. Außerdem merkt man, dass der Bauch gefüllt wurde.

Auf eines muss ich Sie zum Schluss noch hinweisen: Ich habe Sie im Verlauf des Buches gebeten, alle Ernährungsregeln zu vergessen. Dazu gehört auch, dass Sie Ihren Teller nicht leer essen müssen, wenn Sie das Gefühl haben, dass Sie satt sind. Wenn Sie sich nicht wohl dabei fühlen Ihr Essen übrig zu lassen, so gewöhnen Sie sich an, lieber mehrmals nachzunehmen, anstatt sich eine große Portion aufzutun, die Sie dann vielleicht nicht aufessen möchten. Lassen Sie sich im Restaurant Ihr Essen zur Not einpacken und essen Sie es einfach später.

Essen Sie nie aus Pflichtgefühl oder schlechtem Gewissen!

Wann und wie viel soll ich trinken?

Es gibt kaum ein Thema, zu dem die Experten im großen Expertendschungel nicht laut ihre Meinung rufen. Warum sollte es beim Trinken anders sein? „Trinken Sie 3 Liter am Tag!“, „Trinken Sie 5 Liter am Tag!“, „Trinken Sie keine Limonaden!“, „Trinken Sie keinen Kaffee!“ und so weiter und so fort.

Was für das Essen der Hunger ist, ist für das Trinken der Durst. Trinken Sie also, wenn Sie Durst haben. Wenn Sie keine speziellen Bedürfnisse verspüren, können Sie Wasser trinken. Sollten Sie aber große Lust auf eine Cola oder Limonade haben, dann zögern Sie nicht. Denn Ihr Körper weiß genau, was er braucht, und wird Sie das spüren lassen, was er haben will.

Moment, der Körper soll eine Limonade *brauchen*? Tatsächlich, das kann durchaus sein! Hier nur ein kleines Beispiel dafür, dass er uns mit der Lust auf ein bestimmtes Getränk dazu bringen kann, das zu uns zu nehmen, was gerade wichtig und gesund für uns ist:

Ein Großteil der Nierensteine besteht aus Calciumoxalat. Der Lebensmittelchemiker Udo Pollmer wies in einem Interview einmal darauf hin, dass Nierensteine in vielen armen Ländern durch Orangenlimonade behandelt werden und das Getränk auch zur Vorbeugung eingesetzt werden kann. Nierensteine mögen das Citrat in der sauren Limo nicht und beginnen sich aufzulösen, wenn sie damit in Kontakt kommen. Vielleicht gibt es noch viele Gründe mehr, warum Ihr Körper süße Getränke verlangen könnte. Mir persönlich sind diese Gründe aber egal. Ich vertraue einfach darauf, dass mein Körper weiß, was er will und braucht, damit ich gesund bleibe. Wenn Sie also das Bedürfnis haben, Cola oder Limonade zu trinken, so tun Sie das unbedingt, denn sie tun sich bestimmt etwas Gutes!

Was mein Trinkverhalten angeht, so halte ich es so, dass ich im Normalfall Wasser trinke, einfach aus dem Grund, weil ich eine leckere Mahlzeit bevorzuge und kaum Hunger bekomme, wenn ich den ganzen Tag über Limonaden trinke. Wenn ich aber richtige Lust auf Limo oder Cola, einen Orangensaft, Kaffee oder Bier bekomme, so trinke ich das, wenn ich das möchte. Für mich gehört ein Glas Cola mit Eiswürfeln und einer Scheibe Zitrone zu den schönen genussvollen Seiten des Lebens einfach dazu.

Kann ich denn den ganzen Tag Pommes, Burger oder Torte essen?

Dies ist eine der häufigsten Fragen, die mir begegnet sind. Viele haben Angst, dass ab dem Zeitpunkt, an dem sie sich alles erlauben zu essen, alle Dämme brechen werden, und sie sich den ganzen Tag mit Lebensmitteln wie Pommes, Burgern oder süßen Torten vollstopfen.

Ist diese Angst berechtigt? Nein, sicher nicht. Ich denke, diese Angst brauchen Sie nicht zu haben. Wenn Sie sich diese Frage stellen, haben Sie sich wahrscheinlich schon lange nicht mehr erlaubt, das zu essen, worauf Sie Appetit haben. Ihr Körper muss dann erst wieder lernen, dass er das Essen, welches er möchte, von Ihnen bekommen kann. Geben Sie ihm Zeit. Und wenn er nun in den ersten Tagen nur Burger und Pommes verlangt, dann ist das eben so. Die Gier nach dem Essen, welches Sie sich verboten haben, ist völlig normal, und wenn Sie nur zuschlagen, wenn Sie richtig Hunger und Lust auf Fast Food haben, ist gegen einen leckeren Burger mit Pommes und einer Cola gar nichts einzuwenden. Warum auch? Ich kann Ihnen versprechen, dass die Sucht nach dem vormals Verbotenen relativ schnell wieder nachlassen wird, sobald Ihr Körper wieder Vertrauen gefasst hat. Dann muss er Sie nämlich nicht mehr mit Gier dazu zwingen, ihm das zuzuführen, was er benötigt, um für Ihre Gesundheit gut sorgen zu können.

Für mich waren „die verbotenen Früchte“ immer jegliche Form von Süßigkeiten: Gummibärchen, Schokolade und Lakritze in allen Variationen. Als ich angefangen habe, das zu essen, was ich möchte, habe ich in den ersten Tagen ein wahres Gummibärchen-Massaker angerichtet. Im Anschluss daran, habe ich mich aber wirklich einmal gefragt, ob ich die Gummitierchen gerade gegessen habe, weil ich darauf so richtig Appetit hatte. Ich musste mir jedoch eingestehen, dass ich sie nur in mich hineingefuttert hatte, weil ich es mir so lange versagt hatte sie zu essen und glaubte etwas nachholen zu müssen. Es dauerte dann aber nicht lange und mein Süßigkeiten-Essverhalten pegelte sich wieder ein.

Heute muss ich mich nicht mehr mit Süßkram vollstopfen wie in der Anfangszeit, weil mein Körper mittlerweile weiß, dass ich ihm das gebe, wonach er verlangt. Nach dem Essen genieße ich bei einer guten Tasse Kaffee gerne einmal ein paar Stück Schokolade.

Freuen Sie sich darauf, dass die Gier auf bestimmte Lebensmittel auch bei Ihnen nachlässt, wenn Sie sich erlauben, alles zu essen. So wird es wesentlich entspannter für Sie sein, das zu genießen, was Sie sich zum Essen auswählen wollen. Denn ab sofort können Sie das essen, worauf Sie Appetit und Lust haben, und das ganz unabhängig von Verboten, gierigen Attacken auf untersagte Lebensmittel und einem ständig schlechten Gewissen. Sie haben nun die freie Wahl!

Wie viel Sport muss ich machen?

Wenn Sie regelmäßig einen Sport treiben, vielleicht sogar wettkampfmäßig und Sie aus vollem Herzen sagen, dass Sie Spaß dabei haben, so brauchen Sie an dieser Stelle nicht unbedingt weiterzulesen, denn dann benötigen Sie meine Ratschläge nicht. Machen Sie einfach weiter so wie bisher. Wenn Sie aber meinen, dass ja jeder eigentlich ein wenig Sport machen sollte, weil das so gesund ist, so kann ich Ihnen die Frage danach, wie viel Sport Sie machen sollten, gerne beantworten:

Unsere Körper sind von Natur aus dazu gemacht, sich zu bewegen: zu rennen, zu gehen, zu springen, zu klettern, zu kämpfen usw. Bewegung gehört für uns Menschen seit jeher zu den natürlichsten Dingen der Welt. Nur durch ihre (Fort-)Bewegungsmöglichkeit konnten die Menschen überhaupt überleben. Sie sind vor wilden Tieren weggerannt und auf die Jagd gegangen. In unserer hochzivilisierten Welt ist aber auch *diese* wunderbare Gabe der Natur zu einem weiten Schlachtfeld der Experten geworden. In jeder Frauen- oder Männerzeitschrift findet man Anleitungen, wie man sich zu bewegen hat. Da werden Programme vorgestellt, wie man sich möglichst schnell zuhause mit irgendwelchen merkwürdigen Übungen ein Sixpack antrainieren kann. Und einen Marathon mitlaufen zu können, wird dort zum Symbol für absolute Fitness hochstilisiert.

Ich will Ihnen erzählen, wie es bei mir war. Ich habe lange Zeit keinen Sport gemacht. Dann habe ich mich überzeugen lassen, dass meine ganzen Diätversuche erfolgreicher sein würden, wenn ich zusätzlich einem Sport nachgehen würde. Also habe ich mir etwas ausgesucht, von dem ich glaubte, dass es möglichst viele Kalorien verbrennt und mich auch noch fit macht. Ich bin ins Fitnessstudio gegangen und habe mit Joggen angefangen. Beides habe ich wie die Pest gehasst, habe es aber dennoch eine ganze Weile lang durchgehalten, weil ich ja abnehmen und mich körperlich besser und beweglicher fühlen wollte.

Zu dieser Zeit habe ich aber nie hinterfragt, wie viel Zeit ich eigentlich damit verbringe, Dinge zu tun, die mir eigentlich gar nicht gefallen. Das Fitnessstudio habe ich mir dadurch erträglicher gemacht, dass ich währenddessen Musik und Hörbücher konsumiert habe. Joggen erschien mir aber als reine Zeitverschwendung. Außerdem habe ich mir durch das Joggen Schmerzen in meinen Knien zugezogen, weil ich einfach ein großer, schwerer Kerl bin und mein Körper für das stundenlange Gehoppel nicht gemacht ist. Ich habe das lange ignoriert, weil Joggen ja *so* gesund sein soll. In meinem Abnehmwahn habe ich sogar einen Marathon angepeilt, obwohl mir das Joggen eigentlich mehr geschadet als genützt hat.

Meine Erleuchtung kam Jahre später, als ich mich dazu entschied, mit Kampfsport und Selbstverteidigung anzufangen. Ich wollte etwas Neues ausprobieren und plötzlich war Sport für mich nichts mehr, was mit dem Etikett „unangenehm und lästig" verbunden war. Mein Körper schien für diese Sportart wie gemacht, ich hatte dabei keine körperlichen Beschwerden und es machte auch noch großen Spaß. Ich konnte mich dabei so richtig auspowern und danach fühlte ich mich um Welten besser als vorher. Es hat mir so sehr gefallen, dass ich es oft gar nicht erwarten konnte, bis es wieder soweit war, und ich trainieren gehen konnte. Die Gesellschaft mit den anderen Jungs beim Training schätze ich noch heute. Ich habe wirklich gute Freunde dort gewonnen. Damals ist mir klar geworden, dass jeder Körper wie jeder Mensch verschieden und darum nicht jeder Sport für jeden geeignet ist. Jeder bevorzugt also natürlicherweise eine andere Art von Bewegung. Joggen ist eben nicht mein Ding und auch nicht *die* Sportart fürs Wieder-fit-Werden schlechthin!

Darum möchte ich Ihnen raten: Bewegen Sie sich so, wie es zu Ihnen passt! Probieren Sie verschiedene Sachen aus und finden Sie die Art von Bewegung, die sich für Sie gut anfühlt, Ihnen Spaß macht und Ihnen sinnvoll erscheint, weil Sie sich hinterher besser fühlen als vorher. Sport oder generell Bewegung sollten nicht als ein notwendiges Übel angesehen werden, um bestimmte Ziele – wie einen perfekten Körper – zu erreichen. Wenn Sie sich bewegen und mit Sport Zeit verbringen, so ist das *Ihre Lebenszeit. Sie* entscheiden darüber, wie Sie diese Zeit verbringen wollen, ob alleine oder mit netten Menschen, ob draußen in der Natur oder drinnen in einer Sporthalle oder einem Fitnessraum. Sorgen Sie dafür, dass es Sie begeistert und die Motivation für regelmäßiges Training kommt wie von selbst. Sie können sich auch selbst überraschen und einfach mal etwas Neues kennenlernen. Besuchen Sie Probetrainings von Sportvereinen oder schauen Sie sich mal das Sportprogramm Ihrer Volkshochschule vor Ort an. Verlassen Sie Ihre Komfortzone und probieren Sie einmal neue Dinge aus, die Sie schon immer tun wollten: Gehen Sie in einen Hochseilgarten, machen Sie eine Rafting-Tour oder treffen Sie sich am Wochenende einmal mit Ihren Freunden zum Gotcha-Spiel. Dies sind nur drei von unzähligen Abenteuern, die auf Sie warten.

Leute, die viel Sport machen, lieben es entweder ihn auszuüben oder sie verschwenden traurigerweise ihre Zeit mit Dingen, die Sie gar nicht mögen und ihnen nicht gut tun. Entscheiden Sie sich, zu welcher Gruppe Sie lieber gehören wollen!

Sollte ich Light-Produkte und Nahrungsmittel mit Süßstoffen essen?

Hier würde ich Ihnen gerne eine Gegenfrage stellen: Warum sollten Sie Light-Produkte und Nahrungsmittel mit Süßstoffen zu sich nehmen wollen? Sie haben beispielsweise Lust auf einen leckeren Fruchtjoghurt aus dem Kühlregal oder ganz einfach auf eine Cola. Warum sollten Sie Ihrem Körper etwas anderes geben, als er möchte. Wenn Ihr Körper eine Cola oder einen Fruchtjoghurt verlangt, und Sie bieten ihm ein Light-Produkt an, so betrügen Sie ihn. Das Light-Produkt schmeckt nur so, wie das echte Produkt, welches Ihr Körper möchte, es ist aber nicht dasselbe. Das Resultat kann sein, dass Ihr Verlangen nicht gestillt wird und Sie beginnen, mehr davon zu essen.

Ihr Bauchhirn verbindet den süßen Geschmack normalerweise mit Energiezufuhr. Wenn Sie ihm Nahrungsmittel mit Süßstoffe geben, so täuschen Sie Ihren eigenen Sinn für Geschmack. Meiner Meinung nach trainieren Sie Ihrem eigenen Körper dann den Zusammenhang zwischen „süß" und „Energie" ab, und er verliert auf diese Weise das natürliche Gespür für die Eigenschaften von Süße.

Viele Süßungsmittel, die in bestimmten Nahrungsmitteln und den Light-Produkten enthalten sind, werden heutzutage auch in der Tiermast verwendet, weil sich gezeigt hat, dass Tiere davon sehr zuverlässig zunehmen. Dafür wurden die Süßstoffe von der Europäischen Behörde für Lebensmittelsicherheit eigens zugelassen. Der Lebensmittelchemiker Udo Pollmer weist in einem Informationsvideo darauf hin, dass die Behörde es *nur* bei Nahrungsmitteln für den Menschen anders handhabt. Hier erlässt sie die Erlaubnis für den Vertrieb von Lebensmittelprodukten mit Süßstoffen, die zu einer *Gewichtsreduktion* führen sollen. Das sollte irgendwie zu denken geben …

Lassen Sie also lieber die Finger von Light-Produkten und solchen mit Süßstoffen, und geben Sie Ihrem Körper sofort das, was er wirklich haben will.

Sollten Kinder auch „normal" essen?

Für den Fall, dass Sie Kinder haben, so werden Sie sich vermutlich schon die Frage gestellt haben, wie das alles bei Kindern funktionieren soll. Sie befinden sich ja noch im Wachstum und vielleicht ist da das „Normal"-Essen mit Vorsicht zu genießen. Sollen Kinder etwa auch alles essen dürfen, was sie möchten?

Hierzu möchte ich Ihnen nur ein paar Denkanstöße geben. Die meisten Eltern haben Angst, dass ihre Kinder ohne Aufsicht und Anleitung viel zu viel, zu wenig oder das Falsche essen. Aber würden Kinder das wirklich tun? Ich habe bei Freunden ein großes Aha-Erlebnis gehabt. Meine Freunde sagten mir, dass ihre Kinder zu essen bekommen, was sie wollen, und nur essen, wenn sie Hunger haben. Allerdings würden sie, als Eltern, darauf achten, die Mahlzeiten gemeinsam als Familie zu sich zu nehmen. Die Kinder saßen bei meinem Besuch da, und jeder der Jungs verdrückte einen Teller Nudeln ohne Soße. Die Mutter erklärte mir, dass die Jungs die ganze Woche schon Nudeln gegessen hätten und zurzeit richtig hungrig darauf seien. Die Woche davor habe der eine der beiden mit großer Lust Gurken gegessen. Was die Kinder gerne essen würden, wechsle unter anderem stark damit, ob einer der beiden gerade einen Wachstumsschub habe. Ich fragte die Eltern natürlich auch, wie es sich mit Süßigkeiten verhalte, ob sie ihren Kindern welche geben würden, wenn diese darauf Lust hätten. Die Mutter bejahte. Ihre Jungs würden immer Süßigkeiten bekommen, wenn sie es wollten. Sie sagte aber auch, dass die beiden nicht oft Süßes verlangen würden. Die Mutter führte das darauf zurück, dass die Süßigkeiten nicht durch Restriktionen mit dem Reiz des Verbotenen behaftet seien. Da Süßigkeiten auch nicht als Belohnung eingesetzt werden würden, wären sie einfach ein leckeres, aber nicht weiter besonderes Lebensmittel wie jedes andere auch.

Kinder wurden von der Natur mit einem natürlichen Gefühl für Hunger ausgestattet, und sie wissen genau, was ihnen schmeckt. Es ist ganz natürlich und auch physisch erklärbar, dass Kinder gerne süße Sachen essen. Ihr Körper ist sehr klein und ihre Oberfläche ist im Vergleich zur Körpermasse sehr groß. Das bedeutet, dass sie sehr schnell an Wärme verlieren, und ihr Körper viel mehr Energie darauf verwenden muss, ihre Temperatur aufrechtzuerhalten, als dies bei Erwachsenen der Fall ist – und Zucker ist für den Körper ein hervorragender Brennstoff.

Meine Empfehlungen für Sie als Eltern bzw. für alle Menschen, die mit Kindern zu tun haben, sind die folgenden:

- Vertrauen Sie darauf, dass Kinder ein natürliches Gefühl für Hunger sowie den Geschmack und Wert von Lebensmitteln haben.
- Laden Sie Süßigkeiten und andere Lebensmittel nicht durch Verbote symbolisch auf, dann erst könnten sie ein ungünstiges Potenzial für Ihre Kinder entwickeln und eine regelrechte Gier danach entstehen.
- Vermitteln Sie Ihren Kindern, auf ihren Hunger, ihren Appetit und ihren Ekel zu hören. Das bedeutet auch, dass Sie sie nicht zwingen, etwas zu essen, was sie nicht mögen oder eklig finden.
- Bringen Sie Ihren Kindern bei, nicht in den Kategorien gesund/ungesund zu denken. Das beeinflusst nur den natürlichen Radar Ihrer Kinder für Essen, welches ihnen gut tut.
- Bieten Sie Ihren Kindern möglichst verschiedene Lebensmittel an, damit ihr Körper viele verschiedene Spei-

sen kennen und analysieren lernen kann.

- Ermutigen Sie Ihre Kinder immer wieder, neue und unbekannte Speisen auszuprobieren.

Soll ich mich vegetarisch ernähren? Das ist doch viel gesünder!

Es gibt verschiedene Gründe, sich vegetarisch zu ernähren. Das können religiöse oder ökologische Gründe sein oder mit Tierschutz oder Gesundheitsbedenken zu tun haben. Es gibt aber auch Menschen, die Fleisch schlichtweg nicht mögen. Ich halte alle Gründe, kein Fleisch zu essen, für eine sehr persönliche Entscheidung, die jeder für sich ganz allein treffen muss. Versuchen Sie aber ansonsten immer, wenn Sie die Möglichkeit dazu haben, das zu essen, was Ihr Körper braucht und verlangt.

Wenn Sie jedoch aus gesundheitlichen Bedenken kein Fleisch essen, weil Sie denken, dass es für Ihren Körper gesünder sei, Sie aber den ökologischen oder tierschutztechnischen Aspekten keine Bedeutung beimessen, so empfehle ich Ihnen, Fleisch zu essen, wenn Sie Lust darauf haben. Für Ihren Körper ist es immer das Beste, den Signalen des Appetits zu folgen, vorausgesetzt Sie leiden unter keinen diagnostizierten Krankheiten.

Darf ich Kaffee trinken? Ich habe gehört, dass er dem Körper Wasser entzieht!

Die Frage, ob man Kaffee trinken sollte oder nicht, ist ein wunderbares Beispiel dafür, wie groß das Ausmaß an Verwirrung wirklich ist, die irgendwelche Studien verbreiten. Geben Sie einmal spaßeshalber in einer Suchmaschine die Suchworte „Kaffee“ und „gesund“ ein und lesen Sie sich durch die Ergebnisse. Wiederholen Sie anschließend dasselbe mit „Kaffee“ und „ungesund“. Ich wünsche Ihnen jetzt schon einmal viel Spaß dabei, sich über tausende verschiedene Meinungen zu diesem Thema zu informieren.

Ich halte die Warnung, dass Kaffee ungesund sei, weil er dem Körper Wasser entziehe, für albern. So eine Warnung verbreiten die Experten am allerliebsten bei Lebensmitteln, welche vielen von uns richtig gut schmecken. Haben Sie diese Warnung schon einmal im Zusammenhang mit Himbeeren, Kartoffeln oder Kürbissuppe gehört? Nein? Seltsam, denn diese Lebensmittel entziehen dem Körper genauso Wasser. Die Experten warnen in ihrer Lustfeindlichkeit am liebsten genau vor den Dingen, die Menschen gerne mögen und genießen.

Trinken Sie also Ihren Kaffee, wenn Sie das Gefühl haben, er tut Ihnen gut. Ich kenne mindestens genauso viele Kaffeeliebhaber wie Kaffeehasser. Dem einen bekommt Kaffee gut, dem anderen nicht. Wegen dem eventuellen Entzug von Flüssigkeit brauchen Sie sich also keine Sorgen machen. Wenn der Kaffee dem Körper Wasser entziehen sollte, so bekommen Sie automatisch Durst und trinken ein Glas Wasser mehr. Ihr

Körper ist ein wunderbarer, sich selbst regulierender Organismus, der nicht durch ein paar Tassen Kaffee am Tag aus der Bahn geworfen wird.

Darf ich Alkohol trinken?

Ist ein Glas Rotwein pro Tag gesund? Am Abend vor dem Schlafengehen? Oder etwa ein Drink pro Tag? Bier macht doch dick, oder? Und was ist mit dem Verdauungsschnaps?

Gerne versuchen die Herstellerverbände der jeweiligen Alkoholsorten mithilfe von Studien zu beweisen, dass eine bestimmte Menge Alkohol pro Tag oder Woche gesund sei. Der Buchautor und Ernährungswissenschaftler Uwe Knop hat in einem seiner Bücher sehr deutlich herausgearbeitet, dass Alkohol nichts in der Gesundheitsecke zu suchen hat, und es keine Menge an Alkohol gibt, die als sicher oder gesundheitsförderlich eingestuft werden kann. Er betont, dass Alkohol ein reines Genussmittel ist, welches nichtschwangere Frauen und Männer genießen können, wann sie wollen, sofern sie keine Alkoholiker sind und es auch in der Familie keine derartigen Probleme gegeben hat. Trinken Sie also Alkohol, wenn Sie möchten und den Konsum nicht als problematisch für sich empfinden.

Knops Meinung möchte ich mich voll und ganz anschließen und gleichzeitig auch sein hervorragendes Buch *Hunger & Lust* empfehlen. Der Ratgeber steigt tief in den Expertendschungel ein und führt eindrücklich vor Augen, wie gegensätzlich und absurd die allermeisten Ernährungsempfehlungen sind.

Ich dachte, nach 18 Uhr solle man nichts mehr essen!

Die 18-Uhr-Regel gehört auch zu den Anweisungen, die sich irgendwann einmal jemand ausgedacht hat, weil er meinte, *so* zu essen, müsse doch für *alle* Menschen gesund sein. Dabei hat diese Regel mit Ihnen selbst und Ihrem Körper gar nichts direkt zu tun.

Wenn Sie nach 18 Uhr Hunger bekommen sollten, dann entscheiden nur *Sie* allein, *ob* und *was* Sie essen wollen und *nicht* irgendein Experte. Dauerhaft abnehmen kann man mit dieser Regel jedenfalls nicht. Ihr Körper wird durch das Aktivieren Ihres Hungergefühls schließlich entscheiden, wann und wie viel Energie in Form von Nahrung Sie zu sich nehmen sollen. Die beste Uhrzeit hierfür ist und bleibt für alle Menschen verschieden.

Soll ich viel Gemüse essen? Das soll doch so gesund sein!

Ja, da haben Sie recht! Im Expertendschungel ruft es laut aus jeder Ecke, dass Gemüse extrem gesund sei. Es gibt für Sie aber nur einen *einzigen* Grund Gemüse zu essen: nämlich wenn Sie Hunger haben, Ihnen beim Gedanken an ein bestimmtes Gemüsegericht das Wasser im Mund zusammenläuft und Sie richtig Lust darauf haben, es sich auf die eine oder andere Art zuzubereiten.

Essen Sie auf keinen Fall bestimmte Lebensmittel, nur weil Ihnen jemand gesagt hat, das sei *so* gesund. Mein Lieblingsgemüsegericht ist beispielsweise ein lauwarmer Salat aus gegrilltem Gemüse mit viel Knoblauch und Olivenöl. Es gibt aber auch genug andere Gemüsezubereitungen, die mir gar nicht schmecken, und ich werde nicht im Leben daran denken, sie zu essen, nur weil irgendeine Ernährungsgesellschaft mir vorschreiben will, dass mein Körper das zu mögen hat. Das sollten Sie auch nicht tun!

NACHWORT

Leben Sie Ihr Leben. Leben Sie es, wie *Sie* es wollen und lassen Sie sich nicht durch Illustrierte, Gesundheitsapostel, irgendwelche Experten und deren sich ständig ändernde Meinungen beeinflussen. Sie haben ein Recht auf Ihre eigene Meinung! Seien sich darüber im Klaren und dessen immer bewusst, dass *Sie selbst* der beste Experte für Ihren Körper und Ihren Geist sind. Übernehmen Sie für diese beiden Verantwortung und haben Sie ein glückliches, zufriedenes, selbstbestimmtes Leben.

Jeder Mensch ist einzigartig und kann selbst am besten spüren, was gut für ihn ist!

Wie geht es aber nun nach Ihrer eigenen Essensrevolution weiter?

Eine Revolution ist wie ein Feuer, welches entfacht und am Leben gehalten werden muss. Helfen Sie die Gedanken von Food 'n' Love zu stabilisieren und weiterzutragen! Wenn Ihnen mein Ratgeber geholfen hat, so sprechen Sie darüber bitte mit Ihren Freunden, Verwandten, Kollegen und Bekannten. Verbreiten Sie diese Idee und werden Sie zu einem Botschafter der positiven Veränderung für das Leben von anderen Menschen und in der Welt. Stecken Sie andere Menschen an mit Ihrer Begeisterung zu wissen, wie das geht, wieder „normal“ zu essen!

Wenn Sie mir Fragen stellen möchten oder Sie Probleme mit Inhalten dieses Buches haben, so besuchen Sie bitte meine Webseite *www.food-n-love.de* und kontaktieren Sie mich. Ich möchte diesen Ratgeber mit jeder Auflage verbessern und bin Ihnen dankbar für jedes Feedback. Schreiben Sie mir bitte von Ihren Erfahrungen, wie es Ihnen bei der Lektüre, der Durchführung der Übungen und Ihren ersten praktischen Versuchen ergangen ist. Ich bin gespannt darauf, zu lesen, was Sie alles erlebt haben.

Abonnieren Sie auch meinen Newsletter. So werden Sie über wichtige Termine und Neuigkeiten informiert und erhalten regelmäßig aktuelle News und Berichte zu *Food 'n' Love.*

DANKSAGUNG

Wenn es nicht ein paar besondere Menschen im vergangenen Jahr gegeben hätte, dann wäre dieses Buch vielleicht nicht entstanden oder nicht vollendet worden. Das gilt vermutlich für jeden Autor, dass es in den unterschiedlichen Phasen der Entstehung eines Buches schöne und ermutigende Ups, aber auch einige kleine Downs gibt. Diesen besonderen Menschen, die mich dabei begleitet haben, möchte ich hiermit danken:

Liebe Paula, vielen Dank, dass du den Mut hattest, das Buch als Erste zu lesen, Kritik und Feedback zu erteilen und mich vor allem mit deinem Enthusiasmus und fröhlichen Esprit zu den nächsten Schritten motiviert hast. Einen großen Dank auch an Dich, Leopold, dass du Dich der schwierigen Aufgabe gestellt hast, das Buch sehr kritisch zu hinterfragen, Dir die Zeit genommen hast, alles mit mir bei Kässpatzen und Hefeweizen zu besprechen, und mich ermutigt hast, weiterzumachen. Einen Dank auch an meine lieben Eltern für Eure konstante Unterstützung und einige wichtige Impulse für das Buch. Außerdem gebührt ein Dank meinen großartigen Freunden, meinem lieben Bruder und meiner lieben Schwester, die stets bereit waren, mir bei der Auswahl von Titel und Cover zu helfen. Vielen Dank auch an Dich, Bettina Moll von texttiger (Agentur für Textgestaltung, Berlin), für Deine Unterstützung und Beratung bei der

Text- und Konzeptarbeit, das Lektorat und die Schlussdurchsicht des Buches.

Der größte Dank aber gilt Dir, Angi, meiner Frau, für das geduldige Ertragen meiner Diäten, Vermessungen und Ernährungsprogramme sowie für den entscheidenden Impuls, dieses Projekt „Buch“ anzugehen. Ich danke Dir für die wichtigen und inspirierenden Gespräche auf Spaziergängen, bei Autofahrten und bei den unzähligen Runden, die wir im Pool in Goa geschwommen sind, sowie für unsere gemeinsame wunderschöne Zeit.

LITERATUR ZUM WEITERLESEN

In diesem Buch habe ich an verschiedenen Stellen die Bücher anderer Autoren genannt. Die Liste der wirklich lesenswerten Bücher ist aber noch wesentlich länger. Wenn das Thema Sie so richtig gepackt hat und Sie nach weiteren Büchern suchen, so finden Sie auf meiner Webseite eine Zusammenstellung von empfehlenswerten Titeln. Ich aktualisiere diese Liste fortwährend, sodass Sie dort auch ganz neu erschienene Bücher vorfinden werden. Besuchen Sie also meine Seite: *www.food-n-love.de*!

22486774R00107

Printed in Poland
by Amazon Fulfillment
Poland Sp. z o.o., Wrocław